Verhaltensanalyse

Hans Reinecker

Verhaltensanalyse

Ein Praxisleitfaden

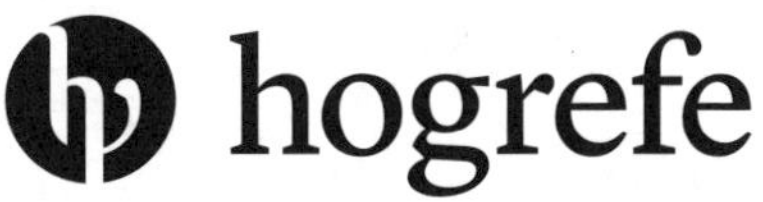

Prof. Dr. Hans Reinecker, geb. 1947. 1967–1973 Studium der Psychologie in Salzburg. 1973 Promotion. 1980 Habilitation. 1982–2012 Inhaber des Lehrstuhls Klinische Psychologie/Psychotherapie an der Universität in Bamberg. Langjährige Zusammenarbeit mit F.H. Kanfer. Approbation in Psychotherapie (Schwerpunkt Verhaltenstherapie). Tätigkeit in der Ausbildungsleitung sowie als Dozent und Supervisor am Centrum für Integrative Psychotherapie Bamberg (CIP). Forschungs- und Arbeitsschwerpunkte: Grundlagen der Klinischen Psychologie und Psychotherapie, Therapie von Angst- und Zwangsstörungen, Selbstmanagement-Therapie.

Bibliografische Information der Deutschen Nationalbibliothek
Die Deutsche Nationalbibliothek verzeichnet diese Publikation in der Deutschen Nationalbibliografie; detaillierte bibliografische Daten sind im Internet über http://dnb.dnb.de abrufbar.

Hogrefe Verlag GmbH & Co. KG
Merkelstraße 3
37085 Göttingen
Tel.: 0049 (0)551 99950-0
Fax: 0049 (0)551 99950-111
E-Mail: verlag@hogrefe.de
Internet: www.hogrefe.de

Umschlagabbildung: © Westend61 – gettyimages.com
Satz: ARThür Grafik-Design & Kunst, Weimar
Druck: Media-Print Informationstechnologie GmbH, Paderborn
Printed in Germany
Auf säurefreiem Papier gedruckt

1. Auflage 2015

(E-Book-ISBN_PDF 978-3-8409-2664-8; E-Book-ISBN_EPUB 978-3-8444-2664-9)
ISBN 978-3-8017-2664-5
http://doi.org/10.1026/02664-000

Vorwort

Das Thema „Verhaltensanalyse“ beschäftigt mich seit rund 40 Jahren: Am Beginn der klinischen und wissenschaftlichen Tätigkeit stand der Versuch, eine für die therapeutische Praxis gangbare Alternative zur klassischen Diagnostik zu entwickeln, die sich für das Vorgehen in der Verhaltenstherapie als brauchbar herausstellt. Hierzu hatten Kanfer und Saslow im Jahr 1965 einen aus heutiger Sicht bahnbrechenden Artikel zur Verhaltensanalyse („Behavioral Analysis: An alternative to diagnostic classification“) publiziert, auf dem alle späteren Schemata der Verhaltensanalyse aufbauen. Hier wurden bereits die drei entscheidenden Fragen nach der Analyse des Verhaltens (= Beschreibung), der Analyse von Zielen und der Planung der Therapie formuliert und ein erstes Raster für deren Klärung vorgelegt.

Im deutschen Sprachraum wurde dies gebührend rezipiert – nicht zuletzt durch viele Aufenthalte von Fred Kanfer in Deutschland, in Österreich und in der Schweiz (und darüber hinaus). Dietmar Schulte aus Bochum hat in dem bereits 1974 herausgegebenen Buch zur *Diagnostik in der Verhaltenstherapie* zur Verbreitung und Fundierung des Ansatzes entscheidend beigetragen. In dem Werk erschien übrigens unter anderem auch die Übersetzung des Artikels von Kanfer und Saslow. Jahrelang war das „Schulte-Schema“ für viele Praktiker die Grundlage für die Analyse des Verhaltens. Auch das heutige Raster der Antragsstellung für die Genehmigung von Psychotherapie in Deutschland greift auf diese Vorarbeiten zurück.

Die jahrelange Bekanntschaft und spätere Freundschaft mit F. H. Kanfer hat die weitere Beschäftigung nicht nur mit dem Thema Selbstregulation und Selbstkontrolle, sondern insbesondere auch mit dem Thema der Verhaltensanalyse intensiviert. In der konkreten Arbeit mit Patientinnen[1] und Patienten ist die Perspektive der *funktionalen Analyse* mittlerweile unverzichtbar. Dies gilt in besonderer Weise für die Ausbildung an Universitäten, an Ausbildungsinstituten und für die Supervision. In vielen Veranstaltungen mit F. H. Kanfer und noch viel mehr in persönlichen Gesprächen und Diskussionen wurden Themen der therapeutischen Beziehung, der Motivation zur Veränderung, der Therapieziele und damit verbundener Normen sowie generell des therapeutischen Prozesses immer wieder Gegenstand von sehr erfreulichen Möglichkeiten des Lernens.

---

1 *Anmerkung:* In diesem Werk wird aus Gründen der besseren Lesbarkeit auf die Verwendung von geschlechtsneutralen Formulierungen verzichtet. An manchen Stellen werden die Bezeichnungen abgewechselt, grundsätzlich sind jedoch immer beide Geschlechter gemeint.

Irgendwann wurde es Zeit, diese Erfahrungen in einem kleinen Buch zusammenzufassen. Eine besondere Ermutigung dazu habe ich von einigen sehr geschätzten Kollegen, insbesondere aber von Mitarbeitern des Hogrefe Verlages erhalten: Auch dies ist Ergebnis einer erfreulichen Zusammenarbeit über 25 Jahre hinweg. Michael Vogtmeier und Susanne Weidinger haben die Entstehung und Publikation des Werkes begleitet und schließlich dazu beigetragen, dass nunmehr das fertige Buch vorliegt. Diesen beiden Personen bin ich zu besonderem Dank verpflichtet.

Der Bekanntschaft und Freundschaft mit F.H. Kanfer und vielen Diskussionen bei vielen Gelegenheiten verdanke ich mehr an Anregungen, als ich mit wenigen Worten ausdrücken kann.

Fred Kanfer ist im Oktober 2002 verstorben. Seinem Andenken ist dieses Werk gewidmet.

Bamberg, im April 2015 Hans Reinecker

Inhaltsverzeichnis

1 Grundlagen

Verhaltenstherapeutisches Vorgehen kann auf eine lange Tradition zurückblicken, viele Prinzipien sind Teil unserer Erfahrung im Alltag, man denke etwa nur an das Prinzip der Verstärkung oder auch der Einbettung unseres Verhaltens in auslösende und aufrechterhaltende Bedingungen. Als wissenschaftliche Disziplin und strukturiertes therapeutisches Vorgehen besitzt die Verhaltenstherapie eine eher kurze Geschichte von rund 60 Jahren. In dieser Zeit erfolgte allerdings eine stürmische Entwicklung, die sich zum einen in der Forschung zur Entstehung und Behandlung von (psychischen) Störungen zeigt, zum anderen auch in der Bereitstellung von wirksamen Strategien zur Behandlung dieser Störungen und Krankheiten. Forschung und Strategien zur Behandlung sind von einem Einzelnen kaum noch zu überblicken. Die Prinzipien verhaltenstherapeutischer Ansätze sind in verschiedenen Lehr- und Handbüchern gut repräsentiert, Verhaltenstherapie ist mittlerweile zu einer Art „common sense" sowohl in der Forschung als auch in der Versorgung geworden. Die gemeinsame Klammer dieser heterogenen Ansätze ist nach wie vor in der *Fundierung in den Grundlagen der Allgemeinen Psychologie* zu sehen, wie dies auch in mehreren Charakterisierungen von Verhaltenstherapie zum Ausdruck kommt. Dass dabei den Prinzipien der verschiedenen *Lerntheorien* eine besondere Bedeutung zukommt, ergibt sich aus der Betrachtung von psychischen Störungen als fehlgeleitete Entwicklungen in der Biografie einer Person, für die Prinzipien des Lernens auf unterschiedlichen Ebenen als entscheidend angesehen werden können.

1.1 Wozu Verhaltensdiagnostik?

Mit der Entwicklung der Verhaltenstherapie ist die Bedeutung der Diagnostik und Klassifikation psychischer Störungen etwas in den Hintergrund getreten. Das mag auch mit einer sehr skeptischen Haltung gegenüber der Diagnostik insgesamt (z. B. betreffend Reliabilität und Validität) zu tun haben, als wichtigster Grund für diese Situation ist aber wohl die Entwicklung eines breiten Spektrums von sehr wirksamen therapeutischen Verfahren anzusehen. In diesem Zusammenhang wurde zu Recht angemahnt, dass die Entwicklung von Ansätzen der Verhaltensdiagnostik und Verhaltensanalyse mit der rasanten Entwicklung und Anwendung von wirksamen therapeutischen Verfahren kaum Schritt gehalten hat. Während sich „klassische" psychometrische Diagnostik in der Durchführung von diagnostischen Verfahren (i. d. R. Tests) und einer daran anschließenden Erstellung von Gutachten erschöpft, wurde mit den Therapieverfahren auch der Anspruch auf deren *Anwendung*, nämlich der *Veränderung* von Verhalten verknüpft.

Die Wahrnehmung von Verhaltenstherapie als einer Ansammlung wirksamer Verfahren zur *Veränderung von Verhalten* entspricht offenbar auch der Perspektive von Ausbildungskandidatinnen zu Beginn der Ausbildung: In so gut wie allen Auswahlgesprächen geben die Bewerberinnen auf die Frage nach dem Motiv für die Wahl von Verhaltenstherapie nämlich an, dass sie am Erlernen von wirksamen *Methoden* interessiert sind. Die Berechtigung dieses Motivs sei dahingestellt, verkannt wird dabei allerdings, dass wirksame Methoden immer als eingebettet in einen *therapeutischen Prozess* anzusehen sind. Gerade auch in der Supervision wird deutlich, dass Probleme in der Durchführung der Therapie weniger mit Fragen der Anwendung von Methoden verknüpft sind, sondern in der Regel mit Schwierigkeiten in den ersten Stufen des therapeutischen Prozesses zusammenhängen. Dies betrifft in erster Linie die Klärung von Rahmenbedingungen und von Erwartungen, der therapeutischen Beziehung, der Motivation zur Veränderung sowie auch die Durchführung einer präzisen *funktionalen Analyse*. Dieser zuletzt genannte Punkt ist Thema dieses Buches.

Die *funktionale Analyse* ist kein Gegenpart zur *Klassifikation* von psychischen Störungen: Klassifikation entspricht einem Grundbedürfnis von Menschen nach Klärung und Einordnung von Phänomenen. Klassifikation ist ein Prinzip, mit dem wir unseren Alltag strukturieren, ob wir Bücher in interessant vs. langweilig, Interaktionspartner als freundlich oder weniger sympathisch einordnen – immer nehmen wir eine zumindest grobe oder vorläufige Klassifikation vor.

Auch Betroffene sind selbst daran interessiert, einen *Namen* für ihre Beschwerden zu bekommen: Selbst wenn gestörter Schlaf, Mangel an Appetit, Verlust an Lebensfreude usw. noch so beeinträchtigend sind – wenn der Diagnostiker dafür den Begriff der *Depression* verwendet, erzeugt dies beim Betroffenen zumindest eine gewisse Erleichterung in dem Sinne, dass es für die Beschwerden eine Erklärung, einen Namen gibt. Für den Fachmann ist dieser Begriff aber eine Art Kürzel, das für die Kommunikation relevant ist. Dieses Kürzel ist weiterhin im Sinne einer *Hypothese* zu sehen, die die Suchrichtung für die Klärung weiterer Problembereiche einerseits und für therapeutische Ansätze andererseits abgibt.

Zentrales Anliegen der Verhaltensdiagnostik ist die *Beschreibung* des Verhaltens auf unterschiedlichen *Ebenen* (zur Analyse der Ebenen des Verhaltens siehe S. 34 ff.). Dies wurde bereits in den ersten Ansätzen der Entwicklung von Verhaltenstherapie und Verhaltensdiagnostik als unumgänglich angesehen. Verhaltensdiagnostik unterscheidet sich von herkömmlicher Persönlichkeitsdiagnostik in mehreren Aspekten; als besonders wichtig erscheint, dass es hier um die Erfassung der zentralen Probleme geht, die möglicherweise einer Veränderung bedürfen. Aus diesem Grund wird für Verhaltensdiagnostik auch der Begriff des „Assessment“ verwendet: Gemeint ist damit der Umstand, dass in die Erfassung und Beschreibung der Beschwerden immer auch ein Aspekt der *Beurteilung* eingeht. Dieser *normative* Aspekt betrifft den Umstand, dass Verhalten nicht per se als abweichend, pathologisch oder der Veränderung bedürftig angesehen werden kann. Erst die *Beurteilung* des Verhaltens hinsichtlich der Einbettung in einen situationalen oder sozialen Kontext erlaubt es, das Verhalten als problematisch anzusehen.

In der Verhaltensdiagnostik kann es immer nur darum gehen, eine *Stichprobe* des Verhaltens zu erfassen.

Während in der sogenannten *Persönlichkeitsdiagnostik* die beobachteten Merkmale (z. B. die Testantworten) als Hinweis auf Persönlichkeitskonstrukte angesehen werden (deshalb *Zeichenansatz*), geht man in der *Verhaltensdiagnostik* davon aus, dass die beobachteten Merkmale eine Stichprobe des gesamten Ver-

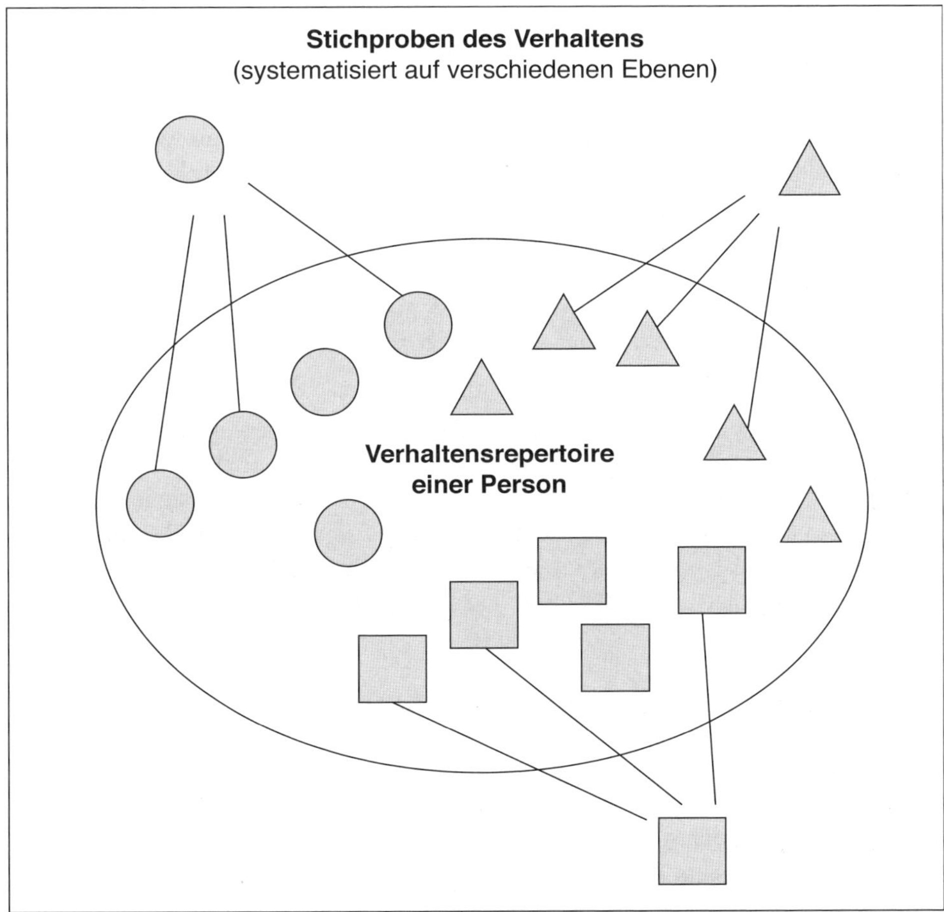

Abbildung 1: Skizze zum Prinzip des Stichprobenansatzes in der Verhaltensdiagnostik (Kreise, Vierecke und Dreiecke stellen die unterschiedlichen Ebenen des Verhaltens dar)

haltensrepertoires der Person darstellen. Wichtig ist es dabei, eine relevante *Stichprobe* des Verhaltens zu gewinnen: Das Verhalten der Person im Erstgespräch oder in der Untersuchungssituation ist in der Regel keine relevante Stichprobe des Problemverhaltens, weil es sich dabei um eine künstliche und damit nicht repräsentative Stichprobe des Kriteriumsverhaltens handelt. Validität in der Verhaltensdiagnostik ist gleichzusetzen mit *Repräsentativität*. Wenn die beobachteten und erfassten Merkmale des Verhaltens (wiederum auf unterschiedlichen Ebenen, vgl. S. 34 ff.) das Verhalten korrekt repräsentieren, kann man von einer gültigen (d. h. validen) Erfassung der Problematik sprechen. Für die Analyse des Verhaltens ist es deshalb unabdingbar, dass das Verhalten in einer repräsentativen Situation erfasst wird (siehe dazu Kapitel 2.7).

In der Entwicklung der Verhaltensdiagnostik wurde besonderer Wert auf eine möglichst klare und „verhaltensnahe" Beschreibung gelegt. Hier sollten zunächst theoretische Gesichtspunkte keine Rolle spielen. Klar ist allerdings, dass eine noch so verhaltensnahe Beschreibung nicht ohne theoretische Begriffe auskommt; Begriffe sind sozusagen „theoriegetränkt". Schon die Festlegung dessen, was Verhalten ausmacht oder auch die Auswahl des zu erfassenden oder zu beobachtenden Verhaltens hängt mit einer theoretischen Ausrichtung zusammen. Das hat zu der Auffassung geführt, dass es nicht mehr sinnvoll ist, „theoriefrei" vorzugehen, sondern dass wir versuchen sollten, theoretische Gesichtspunkte in die Beschreibung möglichst sparsam einfließen zu lassen. Dies ist auch eine Position, die aus heutiger Sicht Gültigkeit besitzt.

Neben dem Prinzip der Sparsamkeit theoretischer Grundlagen ist es wünschenswert, die theoretischen Bezüge explizit zu benennen. Für die Verhaltensdiagnostik sind dies insbesondere moderne *Lerntheorien*, weil die Entwicklung menschlichen Verhaltens am besten durch Prozesse des Lernens zu erklären ist (siehe dazu auch S. 44 ff. zum Thema der Genese und Entwicklung des Verhaltens). Darüber hinaus wird auch für die Verhaltenstherapie auf theoretische Modelle der gesamten wissenschaftlich fundierten Psychologie und ihrer Nachbardisziplinen verwiesen.

1.2 Zur Relevanz von Lerntheorien

In so gut wie allen Charakterisierungen von Verhaltenstherapie wird die besondere Bedeutung von *Lerntheorien* hervorgehoben. Dieser Bezug ist immer noch von höchster Relevanz, wird aber immer seltener explizit betont – was in gewisser Weise die Selbstverständlichkeit lerntheoretischer Befunde verdeutlicht. Mittlerweile ist klar, dass mit Lerntheorien nicht nur sogenannte „klassische" Lerntheorien gemeint sind, sondern dass die Entwicklung und Veränderung psychischer Störungen nur durch das Zusammenwirken von Prozessen auf unterschiedlichen Ebenen zu verstehen ist. Aus gutem Grund wird deshalb auf die gesamte Psychologie – und ihre Nachbardisziplinen – als Hintergrund für die Verhaltensanalyse und Verhaltenstherapie verwiesen.

Das folgende Beispiel soll dies verdeutlichen:

Fallbeispiel: Herr N.

Zum Erstgespräch erscheint Herr N., ein 54-jähriger Mann, überwiesen von der örtlichen Schmerzambulanz. Das Anliegen des Patienten besteht in der Suche nach Hilfe, da sein Leben nach einem Bandscheibenvorfall und damit zusammenhängenden Komplikationen so sehr aus den Fugen geraten ist, dass er kaum noch in der Lage ist, seinen Beruf als LKW-Fahrer auszuüben. Die Rückenprobleme bestehen seit ca. 3 Jahren, sie hängen offenbar mit seiner beruflichen Tätigkeit zusammen (schwere körperliche Tätigkeit, lange Strecken im LKW), mitverantwortlich ist möglicherweise auch ein deutliches Übergewicht und ein damit zusammenhängender Lebensstil. Nach vielen ärztlichen Konsultationen, Physiotherapie, Medikation usw. entschließt sich der Patient aufgrund unerträglicher Schmerzen zu einer Operation. In der Klinik, in der Zeit der Operationsverarbeitung, verursachen seine Schmerzen einen Zustand totaler Hilflosigkeit, er kann sich nicht einmal mehr zur Toilette bewegen und ist vollständig auf Hilfe von anderen Personen angewiesen.

Wenige Tage nach der Operation ist er von seinen körperlichen Beschwerden weitgehend befreit, er kommt aber mit seinem Alltag kaum noch zurecht: Er leidet unter Schlafstörungen, Angstzuständen, Niedergeschlagenheit, Panikattacken und depressiver Verzweiflung.

Als er im Gespräch über die Situation in der Klinik berichtet, beginnt er zu zittern und zu weinen, er berichtet, dass allein der Gedanke an das Krankenhaus bei ihm einen Zustand der gedanklichen und körperlichen Übererregung hervorruft, das Aufsuchen der Klinik zu Nachkontrollterminen ist ihm nur in Begleitung seiner Frau möglich. Als er wieder zu arbeiten beginnt, bemerkt er bei Fahrten in der Nähe des Krankenhauses ebenfalls Panikzustände: Er zittert, spürt ein Schwächegefühl und vermeidet in der Folge diese Strecke, die ihn gedanklich und z. T. auch real mit der ehemals belastenden Situation konfrontiert. Während er die Schmerzen durch die Operation und Rehabilitation weitgehend im Griff hat, stellt ihn die Bewältigung des Alltags vor große Schwierigkeiten.

Wie lässt sich die Problematik von Herrn N. vor dem Hintergrund moderner lerntheoretischer Prinzipien beschreiben und erklären? Von besonderer Relevanz ist offenbar die *Koppelung* von *Emotionen*, die den Patienten sehr belasten, an eine *Situation*, in der er massive Schmerzen, Hilflosigkeit, Angst usw. erlebt hat. Schon die Vorstellung der Situation löst nunmehr bei ihm ähnliche Emotionen aus, wie er sie in der Belastungssituation erlebt hat. Der Vorgang entspricht dem Prinzip

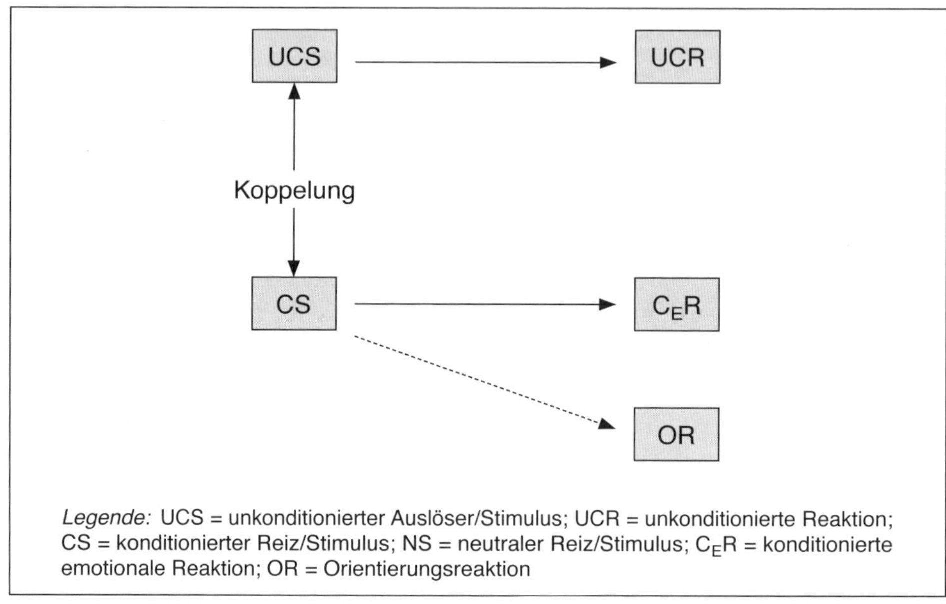

Abbildung 2: Prinzip des klassischen Konditionierens

der klassischen Konditionierung, wonach durch die Koppelung von belastenden Emotionen an eine vorher neutrale Situation auch schon die Situation selbst (oder Gedanken an die Situation) diese Emotionen wieder auszulösen imstande sind. Dies ist offenbar ein Prozess, der dem Patienten gar nicht bewusst zu sein braucht, er wird quasi automatisch in Gang gesetzt, wenn der Organismus mit Merkmalen der Situation (Gebäude, Gerüche etc.) konfrontiert ist. Wir sprechen in diesem Falle von einer *konditionierten Reaktion*, die der ursprünglichen Angst- und Schmerzreaktion ähnlich ist. Schematisch lässt sich dies, wie in Abbildung 2 dargestellt, verdeutlichen.

Für Herrn N. war die ursprüngliche körperliche Beeinträchtigung (Bandscheibenvorfall) als ein unkonditionierter Auslöser (UCS) für eine unkonditionierte Schmerzreaktion (UCR) zu sehen. Durch die Koppelung eines im Prinzip neutralen Reizes (Krankenhaus) – der zunächst lediglich eine Orientierungsreaktion auslöst – wird der neutrale Reiz zu einem konditionierten Reiz (CS), das heißt er erwirbt selbst die Funktion, eine nunmehr *konditionierte* Schmerz- oder Angstreaktion (CER) auszulösen. Selbst wenn dem Patienten diese Zusammenhänge klar sind, kann er die konditionierte Angstreaktion nicht einfach „abstellen“, sie ist quasi durch einen Lernprozess im System der Person verankert.

Besonders problematisch ist die Stabilität der pathologischen Reaktion, die durch einen zweiten Faktor mit bedingt wird: Durch die Vermeidung der (konditionier-

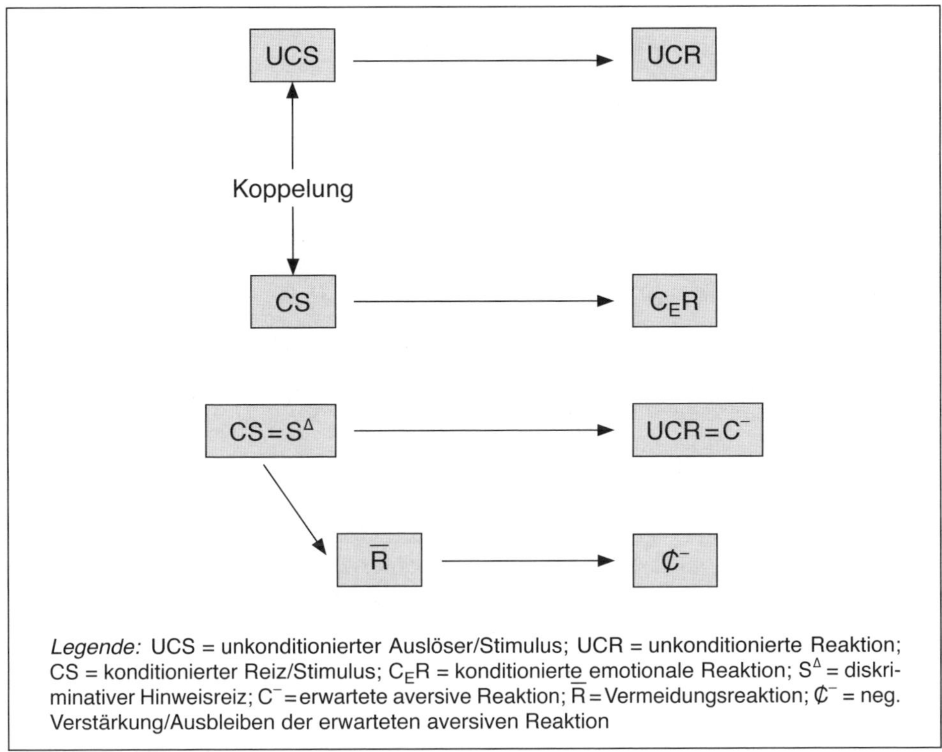

Abbildung 3: Darstellung des Zwei-Faktoren-Modells zur Entstehung und Aufrechterhaltung von pathologischen Angst- und Schmerzreaktionen

ten) Situation macht der Patient die durchaus angenehme Erfahrung, dass es sinnvoll sein könnte, sich nicht mit der Situation auseinanderzusetzen – er wird, lerntheoretisch gesprochen, „negativ verstärkt“ (vgl. Abbildung 3).

Die ursprüngliche Schmerzreaktion wird für den Patienten zu einem Auslöser (CS) und damit zu einem diskriminativen Hinweisreiz (S^{Δ}) auf eine mögliche aversive Reaktion (UCR bzw. C^{-}); dies lässt den Patienten unmittelbar auf eine Alternativreaktion ($\overline{R}$; Vermeidung) zurückgreifen, womit die aversive Situation ($\not{C}^{-}$) vermieden wird. Diese Vermeidung hält allerdings die Angstreaktion aufrecht, weil der Patient nunmehr nicht die Erfahrung machen kann, dass die konditionierte Situation (CS) *nicht* mehr länger mit problematischen emotionalen Erfahrungen verbunden ist. Verkompliziert wird die Situation noch dadurch, dass interne Reize (z. B. Schmerzen), zum konditionierten Auslöser (CS) für weitere konditionierte emotionale Reaktionen werden. Daraus ergibt sich für den Patienten ein Prozess der Aufschaukelung, in dem Angst und Verzweiflung durch eine kontinuierliche Konfrontation mit internen und externen Reizen ständig neue Nahrung erhalten.

1.2.1 Weshalb führt nicht jede traumatische Erfahrung zu einer psychischen Störung?

Lernen muss aus heutiger Sicht als ein sehr komplexer Prozess betrachtet werden (vgl. auch Michael & Ehlers, 2008). Von besonderer Bedeutung sind individuelle Differenzen in der Entwicklung von psychischen Störungen (vgl. Kasten).

Faktoren, die die Entwicklung psychischer Störungen beeinflussen:

- Vorerfahrungen des Individuums, z. B. auch im Sinne der „latenten Hemmung": Reize, mit denen der Organismus bereits Kontakt hatte, schwächen eine konditionierte Reaktion ab.
- Faktoren der Resilienz, die das Individuum gegen belastende Erfahrungen „abschirmen": Personen entwickeln im Verlaufe ihrer Biografie Fertigkeiten im Umgang mit belastenden Erlebnissen.
- Persönlichkeitsunterschiede im Sinne von Ausprägungen des Temperaments, die ein Individuum für einzelne Erfahrungen unterschiedlich verletzbar machen.
- Genetische Aspekte im Sinne der Vulnerabilität, diese kann sich sowohl auf physiologische, als auch psychologische Aspekte beziehen.
- Variablen des Kontextes, in dem ein belastendes Ereignis erlebt wird, können dieses Ereignis „puffern" oder verstärken.

Von besonderer Bedeutung für das *Lernen* sind auch sogenannte „interozeptive Prozesse", die als (sekundäre) Auslöser sowie als aufrechterhaltende Bedingungen von Problemen angesehen werden können. Bei Herrn N. etwa wird schon das Erleben von Aufregung als Auslöser für das Hochschaukeln eines Prozesses der antizipierten Schmerzen und damit der Panik und Angst ausreichen. Diese oft automatisierte Wahrnehmung internaler Reize wird als „Interozeption" bezeichnet.

Lernen ist damit als ein Prozess zu sehen, in dem sich ein Organismus in der Umgebung – und dazu zählt auch der eigene Körper – orientiert. Der Organismus bildet immer Hypothesen über den Zustand der Umgebung in Relation zu sich selbst und versucht, sich entsprechend zu orientieren. Bestimmte Ereignisse sind besser als andere geeignet, eine zuverlässige Voraussage über relevante Zustände zu leisten. Im Falle psychischer Störungen kann dies aber auch zu fehlgeleiteten Schlüssen und damit problematischem Verhalten führen, bei Herrn N. etwa zur Vermeidung von Situationen, in denen er bisher ein Gefühl der Hilflosigkeit, der Angst und von Schmerzen erlebt hat.

Beachte:

Relevant für die Ausbildung einer Störung ist also nicht die bloße Verknüpfung von Stimuli, sondern die Frage, welchen Informationsgehalt ein Ereignis für ein Individuum und für dessen Orientierung besitzt.

1.2.2 Weshalb entwickeln Menschen psychische Störungen, auch wenn sie kein spezifisches belastendes Ereignis erlebt haben?

Hier ist zum ersten anzuführen, dass viele Patienten sich an belastende Ereignisse nicht mehr erinnern können. Beispiele dafür bilden traumatisierte Patienten, denen es „erfolgreich" gelungen ist, ihre belastenden Erlebnisse abzuspalten und aus dem Gedächtnis fern zu halten.

Davon abgesehen müssen neben dem Erleben traumatischer Ereignisse und deren Verknüpfung mit vorher neutralen Situationen weitere Konstellationen angeführt werden, die für die Entstehung psychischer Störungen relevant sind. Diese sind im Verlauf der Analyse des Verhaltens zu erfassen, weil sie eine (plausible) Erklärung für die Entstehung und Aufrechterhaltung der Störung bilden können. Folgende Faktoren können eine Rolle spielen:

- *Chronische Konfliktsituationen*, in denen Personen zwischen bedeutsamen Alternativen des Handelns stehen, wobei beide Alternativen sowohl positive als auch negative Konsequenzen aufweisen (man denke an familiäre oder partnerschaftliche Konflikte).
- *Lernen am Modell:* Personen müssen aversive Ereignisse nicht selbst erlebt haben, viele komplexe Verhaltensweisen – auch die Grundmuster psychischer Störungen – können von Bezugspersonen durch Beobachtung übernommen werden. Geradezu klassische Beispiele sind ängstliche, depressive oder auch hypochondrische/somatoforme Verhaltensmuster.
- *Problematische Informationsverarbeitung* ist vielfach für fehlgeleitetes Verhalten mitverantwortlich. Kognitive Theoretiker haben darauf hingewiesen, dass die Aufnahme, Interpretation und Verarbeitung von externer sowie interner Information für die Entstehung und Aufrechterhaltung von Störungen mitverantwortlich sein kann. Beispiele sind die verzerrte Informationsverarbeitung bei Personen mit einer Depression ebenso wie die Interpretation von körpereigenen Signalen als Hinweis auf eine schwere körperliche Erkrankung und damit verbundenes Verhalten oder auch Annahmen über ein spezielles Körperbild für die Entwicklung einer Essstörung (vgl. auch „verbal conditioning"). Zunächst neutrale Begriffe werden durch emotionale Erfahrungen mit diesen für den Organismus relevanten Gefühlen verbunden und damit selbst zu Auslösern emotionaler Reaktionen (z. B. wird der Begriff „Krankenhaus" für einen Patienten, der in dieser Situation gravierende Belastungen erlebt hat, zu einem Auslöser).
- *Stressbedingungen und chronische Überlastungen* sind vielfach als ebenso belastend anzusehen wie ein einzelnes traumatisches Ereignis. Stress ist ein komplexes körperliches und psychisches Geschehen, das eine ganze Kaskade von Reaktionen des Organismus nach sich zieht (etwa auch hinsichtlich des Einflusses von Stresshormonen). Dass – und wie sehr – hier auch gedankli-

che Prozesse mit zur Aufschaukelung von Stress beitragen, wird nicht zuletzt an generalisierten Angststörungen oder somatoformen Störungen deutlich.

1.2.3 Welche Relevanz besitzen lerntheoretische Grundlagen für die Analyse des Verhaltens?

Eine der klassischen Positionen von Verhaltenstherapie bildet die Aussage, dass auch problematisches Verhalten *gelernt* ist – und damit auch wieder *verlernt* werden kann. Dies ist sicher eine Vereinfachung, denn wie oben gesehen ist Lernen ein komplexer Prozess, der auf unterschiedlichen Ebenen verläuft. Aufgabe des Diagnostikers ist es aber in jedem Fall, durch gezielte Fragen, durch Beobachtung und Nutzung unterschiedlicher Informationsquellen eine fundierte Beschreibung des Verhaltens auf unterschiedlichen Ebenen zu leisten.

1.3 Klärung von Rahmenbedingungen im Therapieprozess

Das Vorgehen in der Verhaltensdiagnostik muss man sich als in einen dynamischen und rekursiven Prozess eingebettet vorstellen: Das ideale Vorgehen in der modernen Verhaltenstherapie wurde u. a. von Kanfer, Reinecker und Schmelzer (2012) im Prozessmodell beschrieben. Bereits vor der Erfassung der Beschwerden und der funktionalen Analyse müssen einige Aspekte beachtet und geklärt werden, damit ein erfolgreicher Prozess der Veränderung in die Wege geleitet werden kann. Einige der Punkte werden im Folgenden – ohne Anspruch auf Vollständigkeit – genannt.

Psychische Störungen sind als fehlgeleitete Entwicklungen im Laufe des Lebens einer Person zu sehen, im Wesentlichen sind dafür entsprechende Prozesse des Lernens als bedeutsam anzusehen. Viele Patienten begegnen uns im Erstgespräch mit dem Wunsch, „wieder so zu werden wie früher" (sinngemäß). Dies ist in Anlehnung an ein Diktum von Heraklith schon deshalb nicht möglich, weil wir die Zeit unseres Lebens nicht einfach zurückdrehen können. Therapie aber kann eine Hilfestellung im Leben der Person geben, mit den Beschwerden, Belastungen, Traumata usw. in Zukunft besser umzugehen. Für den Therapeuten ist es dabei wichtig zu beachten, dass Patienten sowohl eine Geschichte von Problemen als auch eine Geschichte von verschiedenen Bewältigungsversuchen aufweisen. Man kann dies gegebenenfalls an einem Zeitstrahl des bisherigen Lebens verdeutlichen (vgl. Abbildung 4).

An einem bestimmten Punkt des Lebens wendet sich die Person an einen Therapeuten. Die Person hat aber bisher schon eine Reihe von Krisen erlebt, dazu

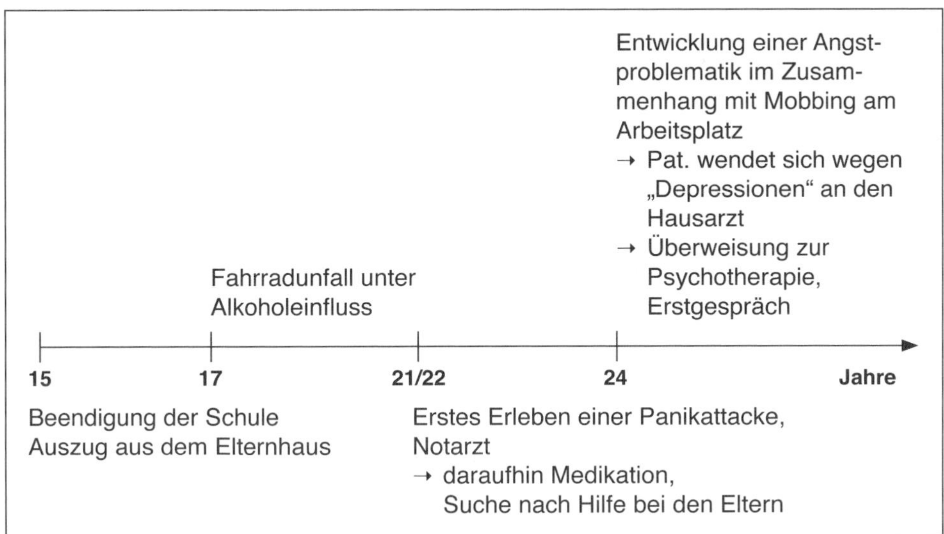

Abbildung 4: Skizze eines Zeitstrahls des bisherigen Lebens eines Patienten

verschiedene Bewältigungsversuche unternommen, z. B. Klinikaufenthalte, professionelle oder paraprofessionelle Hilfe usw. Für Therapeuten ist es im Rahmen der Erfassung der Beschwerden wichtig, im Auge zu behalten, dass sie Personen mit Vorerfahrungen vor sich haben. Das Aufsuchen der Therapie und die Analyse der Beschwerden stellen einen weiteren Versuch dar, die Problematik zu bewältigen. Speziell die *Erwartungen* (vgl. Kap. 1.3.1) des Betroffenen an die Therapie sind im Lichte bisheriger Erfahrungen zu sehen.

1.3.1 Klärung von Erwartungen

Schon bei der Anmeldung, spätestens aber beim Erstgespräch sind wir als Therapeuten mit oft unausgesprochenen *Erwartungen* von Patienten konfrontiert. Diese sollten nach Möglichkeit expliziert, geklärt und gegebenenfalls korrigiert werden. Verschiedenen Formen von Erwartungen sind im Kasten aufgelistet.

Erwartungen von Patienten:

- *Rollenerwartungen:* „Sie sind der Experte, Sie werden mir sicherlich helfen können!“ „Sie sind meine letzte Chance …“
- Erwartungen betreffend die *Struktur der Intervention:* „Muss ich hier jede Woche fünfmal herkommen?“
- *Inhaltliche Erwartungen:* „Ich habe für meine Probleme niemanden zum Reden, ich möchte mich einfach in Ruhe aussprechen können …“

- *Prozesserwartungen:* „Ich möchte von Ihnen gerne Anregungen und Hilfestellungen für meine familiären Probleme bekommen!"
- *Beziehungserwartungen:* „Ich hätte lieber eine Frau als Therapeutin." „Sie sind so jung, können Sie dies überhaupt verstehen?"
- Erwartungen hinsichtlich des *Ergebnisses:* „Mir kann sowieso niemand helfen, das wird niemals besser werden."

Diese Gruppen von Erwartungen sind sicher nicht streng voneinander zu trennen. Wichtig erscheint aber, die Erwartungen des Betroffenen zu kennen, spiegeln sie doch den Hintergrund an bisherigen Erfahrungen wider – und beeinflussen damit in besonderer Weise den Prozess (und das Ergebnis) von Psychotherapie.

1.3.2 Klärung von äußeren Merkmalen

Psychotherapie ist für fast alle Betroffenen eine neue, ungewohnte Erfahrung. Dementsprechend verunsichert sind Patienten im Erstgespräch. Zumeist übertragen Personen ihre Erfahrungen aus dem ärztlichen Kontext auf das Vorgehen in der Psychotherapie: Sie erwarten, dass der Therapeut schon den richtigen Durchblick haben werde, ihnen zu sagen, worunter sie leiden und dass in der Therapie durch den Therapeuten dann konkrete Maßnahmen zur Veränderung getroffen würden, die zu einer Besserung der Situation führen. Die Übertragung des Arzt-Patienten-Modells auf die Psychotherapie ist aus mehreren Gründen problematisch: Gerade in der Verhaltenstherapie kommt der Eigeninitiative des Betroffenen bei der Analyse des Problems und noch mehr bei dessen Lösung ganz entscheidende Bedeutung zu. Ohne alle Unterschiede zwischen dem Modell des Arztes und dem des Psychotherapeuten aufzulisten, kann die Beachtung einiger Punkte dazu beitragen, Schwierigkeiten im diagnostischen (und therapeutischen) Prozess zu verhindern:

- *Klärung des Setting:* In welchem Rahmen findet Therapie statt, wie ist die Praxis/Ambulanz, Klinik etc. eingerichtet?
- *Umgebung der Behandlungseinrichtung/Trägerschaft:* Klinik, kirchliche oder staatliche Trägerschaft, ländliche Umgebung usw.?
- *Klärung der Finanzierung von Psychotherapie:* Welchen Beitrag hat der Patient zu leisten, wie verläuft das Antragsverfahren betroffener Krankenkassen usw.?
- *Klärung der Zusammenarbeit mit anderen Anlaufstellen:* Gericht, stationäre Einrichtungen, Schulen, Arbeitgeber etc.
- *Aufklärung des Patienten über rechtliche Rahmenbedingungen:* Schweigepflicht, berufsständische Verpflichtungen usw.

Gerade im Kontext von Supervision junger Psychotherapeuten wird häufig deutlich, dass Schwierigkeiten im Ablauf einer Psychotherapie nur in seltenen Fällen mit technischen Fehlern zusammenhängen; Probleme in der Durchführung hängen vielfach damit zusammen, dass grundlegende formale, oft auch selbstverständlich erscheinende Punkte nicht geklärt sind (z. B. Pünktlichkeit, Einhalten von Terminen usw.).

1.3.3 Erste Sammlung von Informationen

Gerade beim Erlernen des Vorgehens in der Verhaltensdiagnostik ist es keineswegs einfach zu unterscheiden, welche Informationen aus welchen Quellen für das Festlegen des zentralen Problembereichs relevant sind. Kandidatinnen am Beginn ihrer Ausbildung fragen deshalb durchaus zu Recht (sinngemäß): „Was genau muss ich den Patienten fragen? Welche Information ist besonders wichtig?"

Betroffene schildern Beschwerden auf unterschiedlichen Ebenen und es ist Aufgabe des Diagnostikers zu unterscheiden, welche der Angaben für das Problem als relevant anzusehen sind.

Als allgemeine Richtlinie ist angebracht, zunächst ein breites „Screening" der Beschwerden vorzunehmen, die Situation des Patienten gewissermaßen im „Weitwinkel" zu betrachten. Erst wenn sich Angaben/Informationen als für die Problematik und deren Lösung als nicht relevant herausstellen, kann diese Haltung in Richtung eines „Zooms" verändert werden (vgl. Abbildung 5). Hier werden

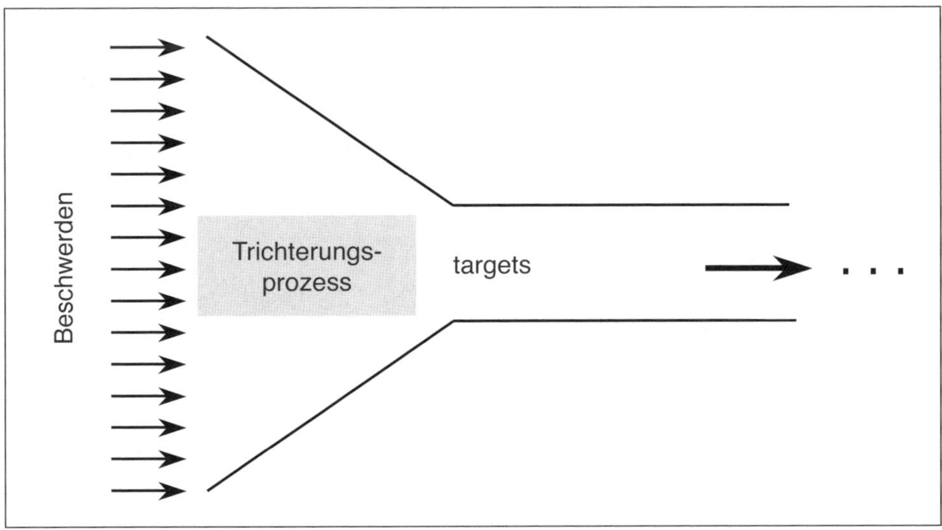

Abbildung 5: Prozess der Auswahl von relevanten Informationen im Prozess der Verhaltensanalyse (s. a. Kanfer et al., 2012)

dann spezielle Aspekte der Problematik im Detail betrachtet und gegebenenfalls Bestandteil der funktionalen Analyse. Im Folgenden werden einige Punkte benannt, die bei der ersten Erfassung und Analyse von Informationen relevant sind:

- *Bildung erster Hypothesen:* Aus der Wahrnehmungspsychologie ist bekannt, dass Wahrnehmung nicht als passiver Prozess der Abbildung einer externen Realität gesehen werden kann. Die Erfassung und Wahrnehmung von Beschwerden eines Patienten passiert immer auch vor dem Hintergrund der *Erwartungen* des Diagnostikers. Diese Tatsache ist nicht von vornherein schlecht, sie sollte nur transparent sein, um den weiteren Vorgang der Informationsverarbeitung (vgl. Kapitel 3.3) nicht unzulässig einzuschränken.
- *Wartezimmerdiagnose:* Ein spezieller Aspekt der sehr frühen und oft impliziten Bildung von Hypothesen ist damit verbunden, dass wir als Diagnostiker bereits auf der Grundlage von ganz wenigen und eher beiläufigen Informationen eine erste Form der Diagnose stellen. Schon im Telefonat mit der überweisenden Ärztin oder auch in der Telefonnotiz sind erste Anknüpfungspunkte enthalten, die uns zu einer ersten Diagnose veranlassen. Dies muss nicht im Sinne einer formalen Diagnose im ICD oder DSM sein, schon die Vorinformation oder die Vermutung, es handle sich um einen „schwierigen Patienten" setzt sich bei uns fest und beeinflusst das weitere diagnostische Vorgehen.
- *Informationsverarbeitung des Therapeuten und des Patienten:* Menschliche Informationsverarbeitung ist ein sehr komplexer Prozess – und für viele Fehler anfällig. In der Literatur zur Urteilsbildung in der Diagnostik werden viele Probleme und Fehler aufgelistet (zusammengefasst u. a. in Kanfer et al., 2012, Kap. 6; s. a. Kap. 3.3). Besonders hinzuweisen ist auf die *begrenzte Kanalkapazität* der Verarbeitung von Information: Aus der Flut von Informationen – etwa in einem diagnostischen Erstgespräch – werden vom Diagnostiker selektiv Details als wichtig erachtet, die vor dem Hintergrund seiner eigenen Erwartungen oder Hypothesen relevant erscheinen. In ähnlicher Weise berichten Patienten über Erlebnisse oder Ereignisse, von denen sie annehmen, dass sie für die Analyse und Bewältigung der Problematik relevant sein könnten (oder auch für das Erhalten eines Therapieplatzes!).
- *Analyse auf Mikro- und Makro-Ebene:* Bei der Beschreibung der Beschwerden einer Person kann sinnvollerweise zwischen einer Analyse des Verhaltens (auf mehreren Ebenen) sowie seiner Bedingungen einerseits (= *Mikro-Ebene*) und einer Analyse komplexer Verhaltensmuster und der Bedingungen auf der Ebene des partnerschaftlichen, familiären oder gesellschaftlichen Systems (= *Makro-Ebene*) unterschieden werden (vgl. Kapitel 2.4). Probleme, etwa des Alkohol- oder Drogenkonsums ebenso wie pathologisches Spielen, weisen spezielle Aspekte auf der Mikro-Ebene auf (z. B. das Verlangen der Person nach einer Droge, kurz- und langfristige Konsequenzen usw.). Daneben ist nicht zu vernachlässigen, dass die Problematik als in ein soziales System eingebettet angesehen werden muss. In diesem gesellschaftlich-politischen Sys-

tem sind für verschiedene Verhaltensweisen soziale oder rechtliche Konsequenzen vorgesehen.

- *Vorkehrungen bei der Sammlung und Analyse von Informationen:* Gerade als Verhaltensdiagnostiker sind wir in spezieller Weise dazu angehalten, konkrete Aspekte des Verhaltens im Detail zu erfassen. Nicht umsonst wird die *direkte Beobachtung des Verhaltens* als die wichtigste Quelle der Gewinnung von Informationen angesehen (vgl. Kapitel 2.7). Das heißt keineswegs, dass wir den verbalen Angaben des Patienten im Erstgespräch misstrauen, aber die verbalen Angaben sind nur ein indirektes Abbild des konkreten Verhaltens. Gerade in den Anfängen der Entwicklung der Verhaltensdiagnostik ist immer wieder betont worden, wie wichtig ein genaues Hinsehen auf die Beschwerden des Betroffenen ist. Dies trifft auch für die Erfassung von Beschwerden auf der kognitiven Ebene zu: Hier kann es vielfach sinnvoll sein, eine für den Betroffenen relevante Situation (z. B. nach einem Trauma) gemeinsam mit dem Patienten aufzusuchen und ihn zu bitten, die Gedanken und Gefühle zu schildern, die in dieser Situation auftreten. Diese Haltung der sehr sparsamen und konkreten Erfassung von Verhalten in konkreten Situationen ist in den letzten Jahren leider etwas vernachlässigt worden.
- *Validierung von Informationen:* Ein großes Problem in der Diagnostik besteht darin, dass wir bei Vorliegen erster Informationen (vgl. Wartezimmerdiagnose) diese erste Hypothese nicht mehr infrage stellen, sondern nur noch nach bestätigenden Informationen suchen. Hier wäre es in der Verhaltensdiagnostik besonders wichtig, Distanz zu den eigenen Vermutungen zu gewinnen und auch nach Informationen zu suchen, die *gegen* die bisherigen Annahmen sprechen. Dazu gehört auch die Beachtung von Widersprüchen, die sich in der bisherigen Information finden. Ein besonderer Aspekt betrifft das *Lernen aus Fehlern und Misserfolgen*; hier kann gerade kollegialer Austausch zur Korrektur von Fehlern in der Informationsverarbeitung beitragen.

Bei der ersten Sammlung von Informationen geht es natürlich nicht nur um die Analyse des Verhaltens und seiner Bedingungen mit dem Ziel der funktionalen Analyse. Besondere Bedeutung hat natürlich auch die Erfassung von Rahmenbedingungen, die für die Durchführung einer späteren Intervention relevant sind. Ebenso geht es zu Beginn des diagnostischen Prozesses um die Erfassung von Merkmalen der therapeutischen Beziehung, der Motivation und einer ersten Klärung von therapeutischen Zielen. Gerade die Ziele ergeben sich aus einer gemeinsamen Betrachtung von Beschwerden einerseits und von erwünschten Zuständen auf Seiten des Patienten andererseits.

2 Verhaltensdiagnostik

Personen wenden sich aufgrund unterschiedlicher *Beschwerden* an Psychotherapeuten. Ein gemeinsames Merkmal ist, dass die Person mit ihrem bisherigen Repertoire an Lösungen an ihre Grenzen stößt: „Ich kann so nicht weiterleben … Ich weine nur noch und kann mich zu nichts mehr aufraffen!“, oder: „Seit mich meine Partnerin verlassen hat, sehe ich keinen Sinn mehr im Leben …!“

Wichtig ist es, zu Beginn der therapeutischen Interaktion die Beschwerden möglichst genau und konkret zu erfassen. Dabei sind diese *Beschwerden* selbst noch keineswegs Gegenstand der Analyse: Beschwerden sind Schwierigkeiten der Person, formuliert in seiner (Alltags-)Sprache. Therapeuten versuchen eine Beschreibung der Beschwerden „in psychologischer Sprache“, erst dann ist es sinnvoll, von einem *Problem* zu sprechen (vgl. Abbildung 6).

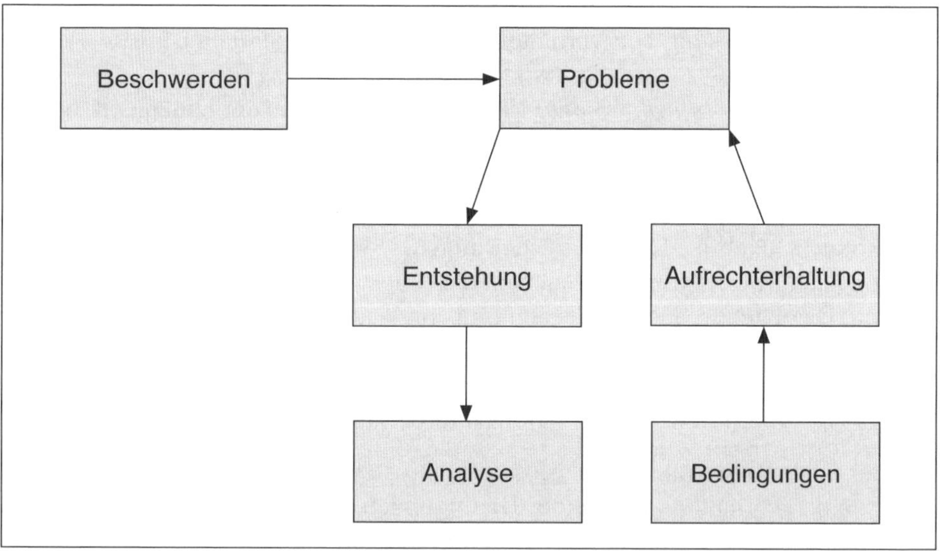

Abbildung 6: Beschwerden von Patienten und die Formulierung als Probleme

Aufgabe der Verhaltensdiagnostik ist es dann, diejenigen Bedingungen zu erfassen, die gemeinsam mit dem Problem auftreten. Aus lerntheoretischer Sicht sind die Probleme eingebettet in vorausgehende, begleitende und nachfolgende Bedingungen (vgl. S. 30 ff.). Das Ziel der Verhaltensdiagnostik ist die Erstellung eines *funktionalen Bedingungsmodells* (vgl. Kapitel 2.3). Hier sind diejenigen Faktoren aufgeführt, von denen man auf der Grundlage der Analyse annimmt, dass sie in besonderer Weise zur Aufrechterhaltung der Probleme beitragen. Konsequenterweise geht es dann darum, genau an diesen *Bedingungen* des Problems anzusetzen, um zu dessen Veränderung beizutragen.

Schritte auf dem Weg zur Therapie (vgl. Kanfer et al., 2012, S. 102 ff.):

1. Die Person nimmt ein Problem wahr.
2. Die Person bewertet das Problem.
3. Die Person entscheidet sich Hilfe zu suchen.

Eine Beschwerde selbst bedeutet für die Person noch nicht unbedingt ein Problem: Zum Problem wird die Beschwerde, wenn sich durch die Wahrnehmung und Bewertung eine prinzipielle Perspektive einer Veränderung ergibt.

2.1 Analyse des Verhaltens

Es ist gar nicht einfach anzugeben, was genau mit *Verhalten* gemeint ist. Anführen kann man eine Spannbreite von Reflexen, über aktive Bewegungsmuster bis hin zu absichtsvollen und zielgerichteten Aktivitäten. Für Letzteres wird vielfach auch der Begriff der *Handlung* verwendet. Hat man in der klassischen Verhaltenstherapie in erster Linie auf das Kriterium der Beobachtbarkeit von Verhalten besonderen Wert gelegt, ist mittlerweile klar, dass der Begriff des Verhaltens sehr viele Bereiche umfasst. Hier hat sich eine Differenzierung durchgesetzt, die erstmals von P. Lang (1971) vorgeschlagen wurde. Demnach sollten Merkmale beobachtbaren Verhaltens ebenso erfasst werden wie kognitive Aspekte und Charakteristika der physiologisch-/biologischen Abläufe (vgl. Kasten).

Ebenen des Verhaltens (nach Lang, 1971):

- α Konkrete, *beobachtbare Verhaltensweisen* (z. B.: Flucht- und Vermeidungsverhalten; aggressives Verhalten, soziales Verhalten, Zuwendung etc.).
- β Kognitionen, im Wesentlichen *kognitive Ereignisse*, Prozesse und Strukturen (z. B.: Zwangsgedanken; Erwartungen, Befürchtungen, Ziele, Pläne etc.), dazu gehören aber auch kognitive Muster, Schemata, implizite Regeln usw.
- γ Physiologische und *biologische Ereignisse* und Prozesse (z. B.: hormonelle Bedingungen, Aspekte des Alterns, Verletzungen, aber auch aktuelle Einflüsse durch Medikamente/Drogen usw.).

Die angeführte Differenzierung in die unterschiedlichen *Ebenen des Verhaltens* hat sich in den letzten Jahrzehnten als sehr sinnvoll erwiesen. Unbestritten ist dabei, dass diese angeführte Trennung lediglich den Sinn hat, die Komplexität menschlichen Verhaltens erfassbar und analysierbar zu gestalten. Zu beachten sind folgende Punkte:

- Die einzelnen Ebenen sind in sich selbst als sehr komplex und heterogen anzusehen,
- die Trennung der einzelnen Ebenen ist bis zu einem gewissen Grad willkürlich und
- die einzelnen Ebenen stehen miteinander in enger Interaktion und beeinflussen einander.

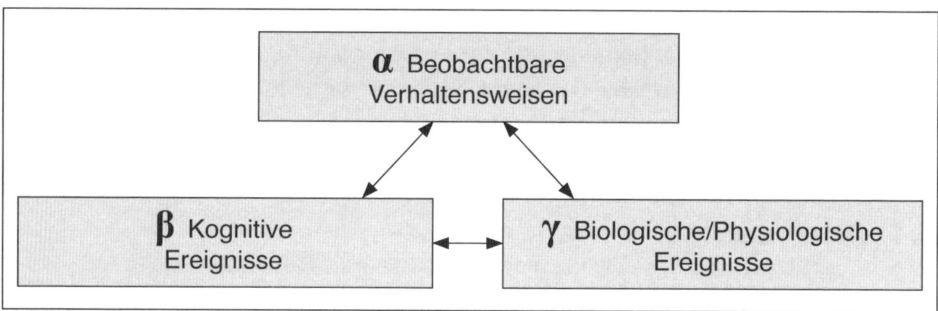

Abbildung 7: Interaktion von einzelnen Ebenen des Verhaltens

Diese Analyse von Verhalten auf den verschiedenen Ebenen bildet auch eine sehr fundierte Möglichkeit der Beschreibung von *Emotionen*: Emotionen sind als Konstrukte aufzufassen, die einer Beobachtung nicht direkt zugänglich sind. Was wir aber beobachten können, sind verschiedene Merkmale von Emotionen, z. B. Veränderungen in Mimik und Gestik, im verbalen Ausdruck (α-Ebene). Des Weiteren sind Merkmale der Emotion von der Person selbst erlebbar, aber nur zum Teil sprachlich mitteilbar (β-Ebene). Darüber hinaus sind somatisch-physiologische Prozesse wesentliche Bestandteile von Emotionen, etwa Veränderungen des Blutdrucks, der Herztätigkeit usw. (γ-Ebene). Gerade die letztgenannten Merkmale sind für Emotionen zwar hoch bedeutsam, allerdings vielfach unspezifisch, d. h. nicht charakteristisch für nur eine einzelne Emotion. So sind beispielsweise emotionale Parameter bei Freude, Angst, Trauer usw. auf der Ebene der Physiologie *nicht spezifisch* trennbar. Versuche zur Trennung von Emotionen auf rein somatischer Ebene laufen darauf hinaus, dass die Differenzierung im Wesentlichen durch einen Prozess der Attribution erfolgt. Diese passiert in der Regel automatisch, u. a. durch den Kontext, in dem sich die Person befindet. Damit ist aber auch klar, dass Kognitionen bei der Erfassung und gegebenenfalls Veränderung von Emotionen eine zentrale Bedeutung zukommt. Besonders relevant wird dies bei Ansätzen der kognitiven Therapie, wenn es nicht so sehr darum geht, konkretes Verhalten zu verändern, sondern die Bewertung externer und interner Ereignisse und Prozesse.

Beachte:

Verschiedene neuere *Emotionstheorien* leisten natürlich eine bedeutend differenziertere Analyse von Gefühlen als dies hier möglich (und auch notwendig) ist. Gerade im Kontext der Praxis wird es vielfach als wichtig angesehen, zusätzlich zu den drei genannten Ebenen des Verhaltens, der Kognitionen und der physiologischen Prozesse auch noch die Ebene der *Emotionen* als eigene Kategorie anzuführen (z. B. Merkmale von Scham, Wut, Ärger, Enttäuschung usw.). In der vorliegenden Darstellung wird dies aus folgendem Grund *nicht* als sinnvoll angesehen: Der Begriff der Emotion ist als theoretisches Konstrukt anzusehen, das auf den Ebenen des Verhaltens, der Kognitionen und der physiologischen Merkmale eine Präzisierung bzw. Operationalisierung erfährt. Mit anderen Worten: Natürlich sind die Emotionen eines Patienten die entscheidenden Bestandteile der Problematik, es ist allerdings nicht möglich, das Konstrukt der *Emotion* als Ganzes zu erfassen – wir versuchen vielmehr, uns dem Konstrukt durch eine Verankerung in konkreten Merkmalen zu nähern. Dazu haben sich die genannten Ebenen als besonders brauchbar herausgestellt.

2.2 Therapie als Problemlösen

Bereits in den 1970er Jahren wurde *Problemlösen* als ein wichtiges gemeinsames Merkmal von verschiedenen Ansätzen der Psychotherapie betrachtet. Damals standen auch in der kognitiven Psychologie Merkmale des Problemlösens im Zentrum des wissenschaftlichen Interesses. Erste Ansätze zum Problemlösen gibt es in der Psychologie bereits seit mindestens 100 Jahren.

Betrachtet man die Situation von Patienten, so lassen sich wiederum ganz allgemein die in Abbildung 8 dargestellten Merkmale als charakteristisch ansehen.

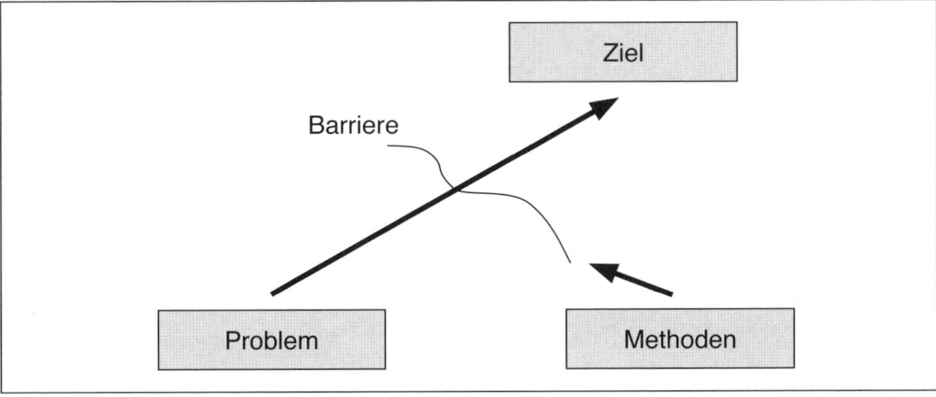

Abbildung 8: Modell des Problemlösens für den Prozess der Psychotherapie

Personen leiden unter einem unerwünschten *Problemzustand,* sie möchten diesen in Richtung des *Zieles* verändern. Dies ist durch den Umstand einer Barriere nicht möglich, sodass verschiedene *Methoden* der Transformation zur Verfügung gestellt werden müssen. So gesehen lag es natürlich nahe, das Modell des Problemlösens aus der kognitiven Psychologie auch auf das Vorgehen in der modernen Verhaltenstherapie zu übertragen.

Rasch wurde allerdings klar, dass es bei dieser Übertragung eine Reihe von Beschränkungen zu berücksichtigen gilt:

- Probleme von Patienten sind in der Regel nicht so präzise zu beschreiben wie dies für kognitive Problemstellungen gilt; vielfach bildet bereits die *Beschreibung* des *Ausgangszustandes* eines Patienten den ersten Schritt des Problemlösens (Beispiel: „Ich weiß auch nicht, was mit mir los ist, aber so kann es nicht weitergehen!").
- Probleme ebenso wie Zielvorstellungen von Patienten können sich sehr rasch ändern, sie sind plötzlichen Schwankungen und Veränderungen unterworfen. Generell ist davon auszugehen, dass wir von *dynamischen Problemstellungen* auszugehen haben (Beispiel: „Ja, vergangene Woche hatten wir die Probleme in der Familie besprochen, aber das ist jetzt nicht mehr so wichtig …").
- Diese Dynamik zeigt sich auch darin, dass eine Problemlösung bei emotionalen Schwierigkeiten zumeist auf *mehreren Ebenen* gleichzeitig erfolgen muss, oft sind auch Entscheidungen unter Zeitdruck notwendig und es gibt zumeist nur *Heuristiken* (und keine Algorithmen) für das Vorgehen beim Prozess des Problemlösens (Beispiel: Probleme der Depressivität und Suizidalität des Patienten bei gleichzeitigen familiären Konflikten).
- Der wichtigste Unterschied ist wahrscheinlich, dass Probleme im klinischen Kontext ebenso wie deren Lösungen mit z. T. existenzieller *emotionaler Bedeutung* verknüpft sind (Beispiel: Probleme im Bereich von Kontexten der Arbeitsstelle oder der Partnerschaft).

Im Rückgriff auf Prinzipien der allgemeinen und kognitiven Psychologie werden folgende Schritte als entscheidend für das Problemlösen angesehen:

Wichtige Schritte im Problemlöseprozess:

1. Allgemeine Orientierung.
2. Beschreibung des Problems.
3. Entwicklung von Alternativen.
4. Treffen einer Entscheidung.
5. Überprüfen des Ergebnisses.

Die einzelnen Schritte des Problemlösens bauen aufeinander auf, dabei ist immer wieder ein Rückgriff auf frühere Stufen des Prozesses möglich. Gerade das Vorgehen in der kognitiven Verhaltenstherapie lässt sich auch ganz allgemein als Prozess des Problemlösens bezeichnen: Hier wird versucht, ausgehend von einer allgemeinen Orientierung (Probleme sind lösbar!) und einer präzisen Beschreibung des Problems gemeinsam mit dem Patienten Alternativen für eine derzeit schwierige Situation in Richtung eines erwünschten Zieles zu entwickeln und Schritte in Richtung dieses Zieles zu unternehmen. Kennzeichnend dafür ist auch, dass die Entscheidungen im Verlauf des Prozesses immer wieder überprüft werden (vgl. Abbildung 8).

Das Modell des Problemlösens hat sich – speziell wenn man die Besonderheiten des klinischen Kontextes mitberücksichtigt – in der Verhaltenstherapie ausgesprochen bewährt. Neben der Nutzung als „Meta-Modell" des therapeutischen Prozesses können einzelne Schritte im konkreten Vorgehen auch auf Bestandteile des Modells zurückgreifen (Problemlösen bei Binnenproblemen). Darüber hinaus sollte der Patient im Verlauf der Therapie dazu befähigt werden, zukünftig auftretende Probleme gegebenenfalls selbst zu bewältigen, indem er die Strategie des Problemlösens auf neue Schwierigkeiten überträgt.

Fallbeispiel: Frau K.

Frau K. hatte im Verlauf der Therapie ihrer Panikstörung mit Agoraphobie gelernt, ihren Verhaltensspielraum schrittweise auszudehnen. Geübt wurde dies anhand von Konfrontationsübungen in kleinen bis größeren Geschäften, der überfüllten Fußgängerzone, dem Autofahren, dem Nutzen von öffentlichen Verkehrsmitteln und dem Aufenthalt mit Übernachtung in einer fremden Stadt.

Im Follow-up nach ca. 6 Monaten berichtete Frau K. von einer weiterhin stabilen Besserung und einer sehr erfreulichen Zunahme der Lebensqualität – auch und in besonderer Weise für die gesamte Familie. Als zwischenzeitlich kritisches Ereignis berichtet sie den Anflug einer Panikattacke, als sie sich allein schwimmend mitten in einem See befand. Hier, so Frau K., habe sie versucht, sich an das allgemeine Vorgehen bei der Bewältigung vieler vorangegangener Situationen zu erinnern und festgestellt, dass die Situation im See (die nie Gegenstand der therapeutischen Übungen war) im Prinzip derselben Logik folgt wie viele andere Situationen, in denen sie Panik entwickelt hatte. Sie begann, sich auf ihre Atmung und ihre Schwimmbewegungen zu konzentrieren und konnte durch weitere Selbstinstruktionen ihre Angst in den Griff bekommen, noch bevor sie das Ufer erreicht hatte.

2.3 Verhaltensanalyse, Zielbestimmung und Therapieplanung

Die genannten Schritte sind das „Herzstück“ der Verhaltensdiagnostik. Sie folgen auch dem Modell des Problemlösens und die zentralen Fragen wurden bereits Mitte der 60er Jahre des vergangenen Jahrhunderts von Kanfer und Saslow (1965) formuliert:

Zentrale Fragen der Verhaltensdiagnostik (nach Kanfer & Saslow, 1965):

1. „Unter welchen Bedingungen wurde das Verhalten erworben und welche Faktoren halten es momentan aufrecht?“
2. „Welche spezifischen Verhaltensmuster bedürfen einer Veränderung in ihrer Auftrittshäufigkeit, ihrer Intensität, ihrer Dauer oder hinsichtlich der Bedingungen, unter denen sie auftreten?“
3. „Welches sind geeignete praktische Methoden, um angestrebte Veränderungen bei einer Person zu erzielen?“

Die einzelnen Fragen sind zum einen nicht unabhängig voneinander zu beantworten und zum anderen kann und sollte eine Analyse auf unterschiedlichen Ebenen erfolgen (siehe dazu Kapitel 2.4). Aus pragmatischen Gründen ist allerdings die angeführte Trennung der einzelnen Schritte sinnvoll.

2.3.1 Zur Entwicklung des Systemmodells der Verhaltenstherapie

Normales ebenso wie sogenanntes pathologisches Verhalten wird in der Verhaltenstherapie als erlernt aufgefasst. Dies bedeutet, dass auslösende, begleitende und nachfolgende Faktoren (auf unterschiedlichen Ebenen) als wesentliche *Determinanten* des Verhaltens angesehen werden können.

Wenn man die Entwicklung in groben Zügen nachzeichnet, so lassen sich folgende Punkte differenzieren: Verhalten wurde und wird im klassischen Konditionieren als abhängig von Situationen gesteuert gesehen. Dabei können nicht nur unbedingte Reize (UCS) ein Verhalten auslösen, sondern auch ehemals neutrale Reize, die durch Koppelung mit einem UCS die Funktion eines Auslösers übernommen haben. Im Prinzip handelt es sich um ein Modell wie es in Abbildung 9 skizziert wird.

Das Modell beinhaltet das Prinzip der *Stimulussubstitution*, d. h. dass durch das Prinzip der Assoziation (und der Generalisierung) verschiedene Reize die Funktion der Auslösung von Reaktionen übernehmen können. Eingefügt wurde hier auch die Variable O (Organismus), weil man damit der trivialen Tatsache Rechnung trägt, dass Reize von einem spezifischen Organismus aufgenommen und verarbeitet werden.

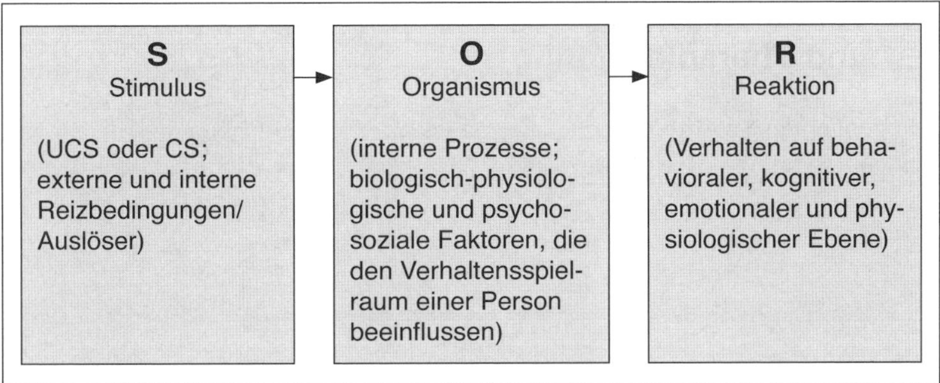

Abbildung 9: Modell des S-R-Lernens

Beispielsweise werden Angstreaktionen nicht nur durch tatsächlich traumatische Situationen ausgelöst, sondern auch durch Reize, die mit der traumatischen Situation assoziiert waren oder sind. Ein Patient reagiert etwa mit einer komplexen Angst- und Vermeidungsreaktion auf Farben, Gerüche und auch auf einzelne Reize (= CS) die mit der Situation Chemotherapie (= UCS) verknüpft waren (siehe dazu auch Mineka & Zinbarg, 2006). Interne Prozesse, getriggert u. a. durch Vorerfahrungen, sowie auch kognitiv und physiologisch (z. B. im Selbstregulationssystem) abgespeicherte biografische Einflüsse besitzen eine Vermittlungsfunktion.

Im Modell des operanten Lernens wird besonders die Rolle von Reizen betont, die dem Verhalten *nachfolgen*: Demnach hängt die zukünftige Auftretenswahrscheinlichkeit von Verhalten derselben operanten Klasse davon ab, welche Reize zur Stabilisierung (oder Löschung) des Verhaltens beigetragen haben. Verdeutlicht wird dies schematisch in Abbildung 10.

Jedes Verhalten zieht Konsequenzen nach sich; aus dem Repertoire des Verhaltens und aus der Menge von Konsequenzen wird diejenige Verhaltensweise in Zukunft häufiger auftreten, die insgesamt positivere Konsequenzen erzielt (Prinzip des Erfolgs). Wichtig ist dabei noch das angeführte Kontingenzverhältnis (KV): Gemeint ist damit die zeitliche Relation von R einerseits und von C andererseits sowie die Häufigkeit, mit der eine Konsequenz auf das Verhalten folgt. In diesem Zusammenhang spricht man auch von einem *Verstärkungsplan*.

Beim *Aufbau* von Verhalten ist es beispielswiese entscheidend, dass Verhalten kontingent verstärkt wird, damit der Organismus den Zusammenhang zwischen R und C verlässlich erlernen kann. Für die *Stabilisierung* von Verhalten erweist sich hingegen intermittierende Verstärkung als besonders wirksam. Sehr deut-

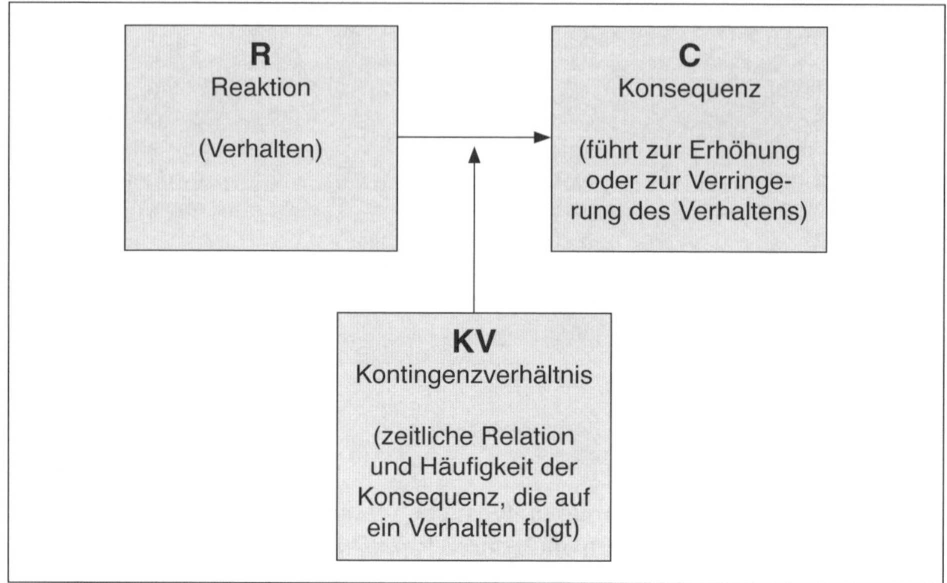

Abbildung 10: Prinzip des operanten Lernens

lich wird dies bei pathologischen Verhaltensmustern, die vermutlich durch intermittierende Verstärkung sehr stabil (d.h. löschungsresistent) im Verhalten der Person etabliert sind (z.B. pathologisches Spielen).

In der Regel sind natürlich klassisches und operantes Lernen eng verknüpft, wie dies im sogenannten „Linearen Modell" zur Analyse des Verhaltens verdeutlicht wird (vgl. Abbildung 11).

An diesem Modell wird deutlich, dass Situationen als Auslöser des Verhaltens angesehen werden können, dass aber Verhalten nur aufrechterhalten wird, wenn dieses Verhalten auch entsprechende Wirkung auf die Umgebung besitzt.

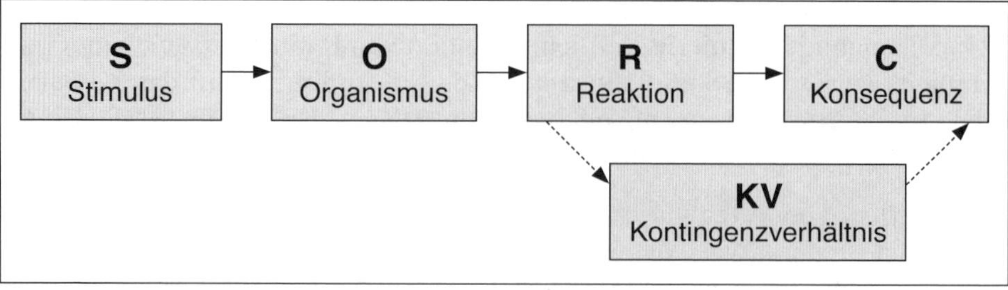

Abbildung 11: Lineares Modell zur Analyse des Verhaltens

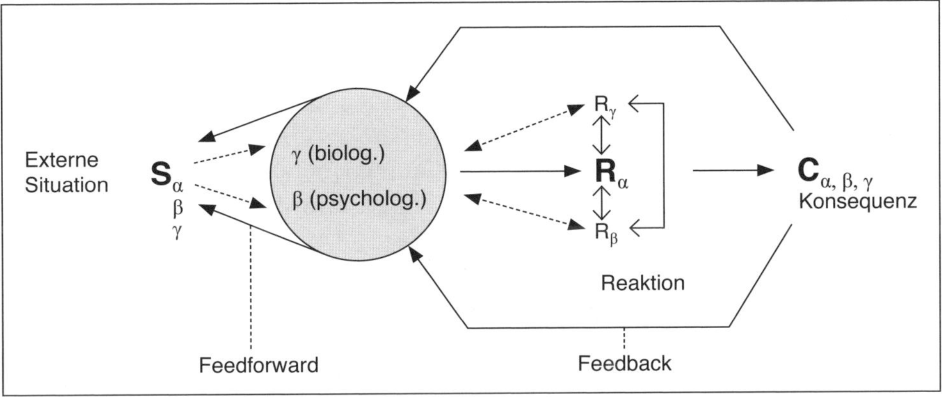

Abbildung 12: Systemmodell der Regulation menschlichen Verhaltens (siehe dazu Kanfer et al., 2012)

Aus heutiger Sicht muss auch dieses Modell als eine grobe Vereinfachung angesehen werden, weil Organismen in der Lage sind, Verhaltensweisen ebenso wie Konsequenzen zu antizipieren und damit in die Steuerung des eigenen Verhaltens eingreifen können. Deshalb wird heute auch von einem „Dynamischen Modell" bzw. „Modell der Selbstregulation" gesprochen (vgl. Abbildung 12).

Die entscheidenden Entwicklungen in diesem Modell sind zu sehen in:

- einer Differenzierung in unterschiedliche *Ebenen* des Verhaltens,
- der Ausweitung der *Organismus*-Variable um Aspekte der Selbstregulation sowie
- einer „dynamischen" Betrachtungsweise dahingehend, dass sowohl Rückkoppelungen als auch Aspekte der Interaktion zwischen einzelnen Bestandteilen des Modells angenommen werden.

Speziell in der O-Variablen spielen Merkmale biografischer Erfahrungen und der gesamten Lerngeschichte (β-Variablen) sowie somatische und biologische Bedingungen (γ-Variablen) und deren Interaktion eine wichtige Rolle für die Steuerung des menschlichen Verhaltens. Darüber hinaus sind verschiedene Feedback-Schleifen im Sinne von *Rückmeldungen* über die Wirkung des Verhaltens zu berücksichtigen; zusätzlich wird unser Verhalten auch durch *Erwartungen* im Sinne von Feedforward-Schleifen gesteuert.

So steuern beispielsweise bisherige aversive Erfahrungen bei einer Patientin, die unter einer sozialen Phobie leidet, ihr gegenwärtiges Vermeidungsverhalten, aber auch ihr kognitives und physiologisches Erleben. In einer aktuellen Situation erlebt sie Merkmale pathologischer Angst nicht erst bei der Konfrontation mit einer Situation, sondern auch bereits bei der Vorstellung, eine schwierige Situation bewältigen zu müssen (Feedforward).

2.3.2 Verhaltensanalyse – Welche Elemente sind zu erfassen?

Bereits die Verhaltensanalyse (auf der Ebene von R) erfordert eine Differenzierung, bei der mehrere Punkte genau erfasst werden müssen:

- *Beschreibung des Problems:* Es ist alles andere als einfach, aus den Beschreibungen eines Patienten diejenigen Informationen herauszufiltern, die als Teile des Problems anzusehen sind. Darüber hinaus erfordert diese Beschreibung auch eine Auswahl von einzelnen Elementen des Verhaltensablaufs (siehe dazu Stichprobenansatz in Abb. 1). Bei der Beschreibung ist es sehr sinnvoll, die Differenzierung in die α-, β- und γ-Ebene zugrunde zu legen.
- Neben der ersten Beschreibung ist es wichtig, auch Angaben zur *Art des Problems* zu machen, nämlich hinsichtlich von Verhaltensexzessen und Verhaltensdefiziten bzw. zu eruieren, ob es sich um ein gänzlich unangemessenes Verhalten handelt. Auch Angaben über die *Intensität* des Verhaltens, über *Schwankungen* und *Oszillationen* sind für die Beschreibung (und natürlich für die spätere Zielklärung sowie Therapieplanung) bedeutsam.
- *Situationale Bedingungen des Verhaltens* sind nach den Prinzipien der Verhaltenstherapie ausschlaggebend für die Genese und Aufrechterhaltung eines Problems. Für die spätere funktionale Analyse sollten hier vorausgehende, begleitende und nachfolgende Bedingungen des Verhaltens – wiederum auf den unterschiedlichen Ebenen – erfasst werden.
- *Grad der Beeinträchtigung:* Patienten sind durch ihre Probleme in unterschiedlicher Weise beeinträchtigt, dies unterliegt vielfach deutlichen Schwankungen, die in der Verhaltensanalyse erfasst werden sollten. Zu berücksichtigen sind ebenfalls Möglichkeiten der Selbsthilfe sowie auch sogenannte *unproblematische Bereiche.* In neueren Abhandlungen werden diese als *Ressourcen* bezeichnet, die Forderung, dies zu berücksichtigen, findet sich bereits bei Kanfer und Saslow (1965).
- *Die Genese und Entwicklung eines Problems* lässt sich retrospektiv nicht mehr einwandfrei zurückverfolgen. Dennoch gibt es einige gute Gründe, die Genese zu erfassen: Die Genese gibt Hinweise über *Lernprozesse*, die mit der Entwicklung verbunden sind bzw. waren (z. B. auch über die Dauer und Vernetzung eines Problems, aber auch über Schwankungen, die für die Intervention wichtig sein können). Letztlich stellt die Lerngeschichte auch eine Grundlage für die Vermittlung eines plausiblen Modells zur Entstehung und Aufrechterhaltung seiner Probleme für den Patienten dar (vgl. S. 52 ff.).

3.2.2.1 Erfassung situationaler Bedingungen

Zentrale Aufgabe ist hier, diejenigen Merkmale zu erfassen, die als vorausgehend (S), als nachfolgend (C) oder als begleitend zum Verhalten (R) gesehen werden können. Dabei sind wiederum die unterschiedlichen Ebenen, nämlich die α-, β- und γ-Ebene zu berücksichtigen. Wichtig ist es zu betonen, dass nicht nur externe Faktoren als Auslöser (S) oder Konsequenzen (C) des Verhaltens angesehen werden können, sondern vielfach auch Verhaltensweisen der Person selbst. Ein Beispiel dafür wäre der Einkauf eines alkoholischen Getränks (R_1) und der darauffolgende Konsum (R_2) desselben. Vielfach schwierig gestaltet sich die Erfassung von kognitiven (d. h. β-)Variablen. Diese sind per definitionem nicht von außen beobachtbar, sodass man auf die Angaben der Person angewiesen ist. Zudem sind kognitive Ereignisse oft nur sehr kurz andauernd („flüchtig") und von der Person selbst nur schwer erfassbar oder zu berichten. Dennoch sind diese Variablen – z. B. als begleitende Merkmale depressiven Rückzugs – vielfach als wichtige aufrechterhaltende Bedingungen anzusehen.

2.3.2.2 Erfassung des Selbstregulationssystems

Die Erfassung des Selbstregulationssystems beinhaltet die ursprünglich nur als *Organismus-Variable* angesehene Bedingung (deshalb auch O-Variable). Es war immer unbestritten, dass die O-Variable für die Steuerung des menschlichen Verhaltens eine wesentliche Rolle spielt (z. B.: Geschlecht, Alter, spezifische Behinderungen, Einfluss von Medikamenten usw.).

In neueren Modellen der Analyse des Verhaltens wird die O-Variable aufgeteilt in

- γ-*Variablen*, die alle genannten Einflüsse umfassen. Sinnvoll ist es, diese in überdauernde (z. B. Geschlecht, Behinderungen etc.) und aktuell relevante (z. B. Einflüsse von Drogen oder Medikamenten) zu trennen. Seit mehr als 40 Jahren werden darunter auch
- β-*Variablen* verstanden. Dies meint das Resultat der individuellen Lern- und Lebensgeschichte ebenso wie daraus entwickelte kognitive Muster, Erwartungen, Schemata, die die Wahrnehmung interner und externer Ereignisse entscheidend beeinflussen.

Die genannte O-Variable könnte man auch als moderne bzw. aus Sicht der Verhaltenstherapie vertretbare Fassung einer *Persönlichkeitsvariable* verstehen: Demnach sind sowohl somatische als auch kognitive Merkmale in Interaktion mit dem Verhalten der Person als Variablen anzusehen, die eine Erklärung für unterschiedliche Reaktionen von Personen auf ähnliche oder gleiche Situationen abgeben könnten. Das entspricht auch einem interaktionistischen oder auch transaktionalen Modell von Persönlichkeit (vgl. Mischel, Shoda & Smith, 2003).

Gerade hinsichtlich der Persönlichkeitsvariablen ist eine gewisse Vorsicht notwendig: In der Verhaltenstherapie ist man der Perspektive des Situationismus bzw. des Interaktionismus verbunden. Hier geht es weniger darum, stabile Merkmale der Persönlichkeit zu identifizieren und sie als relevant für die Steuerung aktuellen Verhaltens zu sehen. Mit der Einführung der O-Variablen geht man zumindest einen gewissen Schritt in Richtung transsituational stabiler Muster, die für die Steuerung des Verhaltens relevant sind. Entscheidend für die Analyse des Verhaltens ist, dass diese Merkmale zumindest prinzipiell erfassbar und überprüfbar bleiben und nicht als reine Spekulationen zur (Pseudo-)Erklärung von Verhalten herangezogen werden.

2.3.2.3 Konsequenzen des Verhaltens

Nach klassischer (operanter) Lerntheorie sind Konsequenzen des Verhaltens entscheidend für die zukünftige Auftretenswahrscheinlichkeit von Verhalten derselben operanten Klasse. Bei der *Komponente C* (den Konsequenzen) sollten wiederum die einzelnen Ebenen von α-Variablen, β-Variablen und γ-Variablen unterschieden werden.

Besonders wichtig sind zwei weitere Differenzierungen, nämlich

- *Mikro- versus Makro-Ebene: Mikro-Ebene* meint die Reaktion der Person selbst oder auch „automatische" Reaktionen, etwa der Sättigung nach dem Essen (Konsequenz auf der γ-Ebene), zu nennen sind aber auch gedankliche Reaktionen der Person (Konsequenz auf der β-Ebene; siehe dazu auch Kapitel 2.4). Als *Makro-Ebene* wären Reaktionen der Umgebung, des Partners, des Arbeitsumfeldes oder auch Konsequenzen auf sozialer oder gesellschaftlicher Ebene anzuführen (z. B. positive Reaktionen auf spezifische berufliche Leistungen, negative Reaktionen/Sanktionen als Folge von unerwünschten Reaktionen). Ein geradezu klassisches Beispiel der Einbettung pathologischen Verhaltens in kulturelle Bedingungen bildet das Problem des Alkoholismus, wobei neben den individuellen (Mikro-)Bedingungen auch Aspekte unserer dem Alkohol gegenüber permissiven Kultur zu berücksichtigen sind.
- *Kurz- versus langfristige Konsequenzen:* Diese Unterscheidung ist deshalb besonders wichtig, weil aus der Perspektive der Lernpsychologie (und auch auf der Basis evolutionärer Prinzipien) von einer unterschiedlichen Wirkung von kurz- und langfristigen Konsequenzen auszugehen ist: Menschliches Verhalten wird in ganz entscheidender Weise von kurz- und nicht so sehr von langfristigen Konsequenzen gesteuert.

Beachte:

Im Bedingungsmodell sollten kurz- und langfristige Konsequenzen getrennt aufgeführt werden: Die kurzfristigen Konsequenzen sind zumeist verantwortlich für die Aufrechterhaltung der Problematik, während die langfristigen (antizipierten) Konsequenzen oft dazu führen, dass die Person therapeutische Hilfestellung sucht.

> Die Tatsache der besonderen Relevanz kurzfristiger Kontingenzen für unser Verhalten ist ein Resultat evolutionärer Bedingungen: Für das Überleben ist es offenbar wichtig, kurzfristige (positive ebenso wie negative) Konsequenzen sehr rasch zu erkennen und sich daran zu orientieren. Erst mit der Entwicklung von *Selbstkontrolle* gewinnen auch langfristige Konsequenzen (im Sinne von Zielen) Bedeutung für das menschliche Verhalten.

Besonders klar lässt sich die Relevanz von kurz- bzw. langfristigen Konsequenzen zur Steuerung des Verhaltens anhand des Prinzips der *Selbstkontrolle* verdeutlichen. Selbstkontrolle ist ja gerade dadurch gekennzeichnet, dass sich eine Person trotz kurzfristig anderweitiger möglicher Konsequenzen für Verhalten entscheidet, das eher durch langfristige Bedingungen gesteuert wird. Dies wird in der Literatur auch als das „Paradoxon der Selbstkontrolle" bezeichnet und mit Hinweis auf zwei mögliche Prinzipien beschrieben:

1. *Widerstehen einer Versuchung:* Hier ist es entscheidend, dass eine Person auf eine prinzipiell vorhandene positive Konsequenz (C^+) verzichtet und zwar zugunsten eines erwarteten langfristigen positiven Effektes (vgl. Abbildung 13).
2. *Heldenhaftes Verhalten:* Hier nimmt eine Person eine kurzfristig aversive Situation in Kauf (C^-), um damit langfristig einen positiven Effekt zu erreichen (vgl. Abbildung 14).

Selbstkontrolle bedeutet immer eine spezifische kognitive und motivationale Leistung: Die Person entscheidet sich, eine Kette des Verhaltensablaufs zu unterbre-

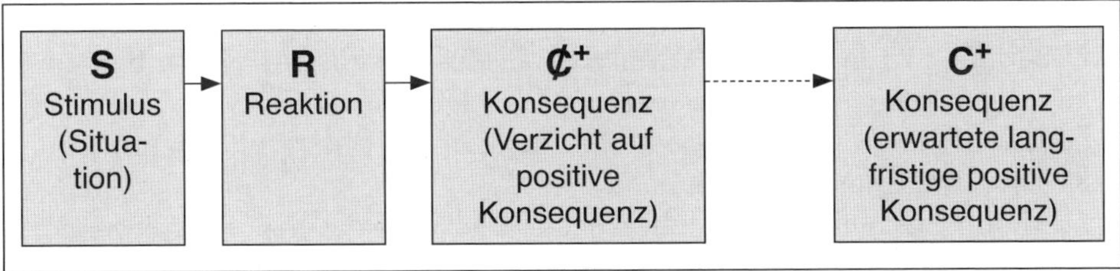

Abbildung 13: Prinzip der Selbstkontrolle – Widerstehen einer Versuchung

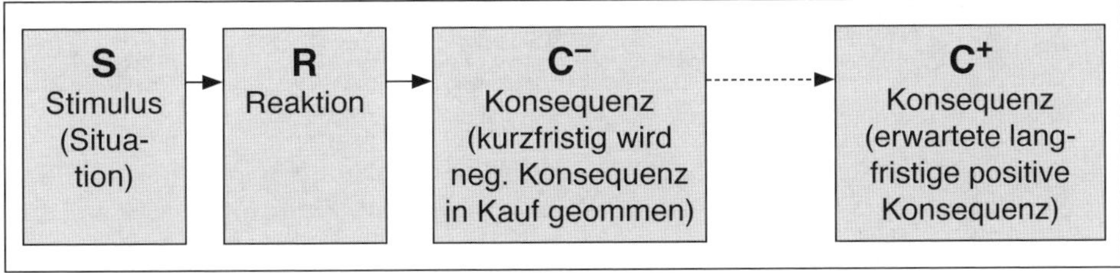

Abbildung 14: Prinzip der Selbstkontrolle – Heldenhaftes Verhalten

chen, indem *nicht* den aktuellen Kontingenzen entsprechend gehandelt wird. So ist etwa auch das Abgehen vom bisher eingeschliffenen Ablauf (pathologischen) Verhaltens durch den Beginn eines therapeutischen Prozesses als ein Akt der Selbstkontrolle zu bezeichnen: Die Person trifft die Entscheidung, kurzfristig den Aufwand der Veränderung des Verhaltens auf sich zu nehmen (C^-), um langfristig durch die Veränderung eine positive Konsequenz (C^+) zu erreichen.

Beispielsweise bedeutet die Entscheidung, das Rauchen oder das unkontrollierte Trinken aufzugeben, einen Verzicht auf eine kurzfristig angenehme Konsequenz (₵⁺; C^-), um langfristig eine entsprechende positiv erlebte Veränderung zu erzielen. Auch die Entscheidung einer depressiven Person für neues, aktives Verhalten ist zunächst aversiv und mit Aufwand verbunden, bedeutet aber langfristig eine prinzipiell positive Entwicklung in Richtung eines therapeutischen Zieles.

2.3.2.4 Hypothetisches Bedingungsmodell

Die in der *Verhaltensanalyse* zusammengetragenen Informationen bilden die Grundlage für die Erstellung eines *hypothetischen Bedingungsmodells*: Das Modell („Systemmodell") fasst die Problematik einerseits (Element R) und die Bedingungen andererseits (Elemente S, O, C) zusammen, die für die Erklärung der Problematik aus verhaltenstherapeutischer Sicht relevant sind (vgl. Abbildung 15). Das Modell bildet auch die Grundlage für die Therapieplanung, weil daraus – in Verbindung mit der Zielklärung – Ansatzpunkte für die Veränderung entwickelt werden können.

Bei der Erstellung des *hypothetischen Bedingungsmodells* sollten einige Punkte beachtet werden:

- Das Modell ist *hypothetisch*, weil es eine Zusammenstellung von begründeten (durch Daten aus der Perspektive des Patienten) *Vermutungen* (also: Hypothesen!) in Kombination mit dem fachlichen Hintergrundwissen (in der Regel: Störungstheorien) darstellt.
- Damit im Zusammenhang steht die Tatsache, dass das hypothetische Bedingungsmodell stets als *vorläufig* anzusehen ist. Neue Informationen im Verlauf

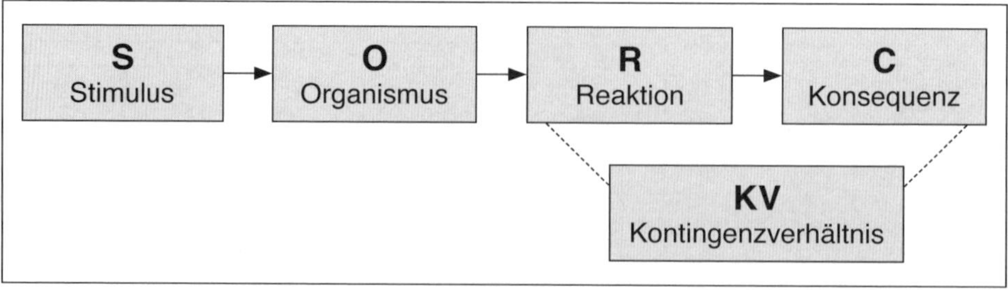

Abbildung 15: Prinzipielle Elemente des hypothetischen Bedingungsmodells

des diagnostischen Prozesses erfordern eine Korrektur bisheriger Annahmen ebenso wie einen Rückgriff auf neue wissenschaftliche Befunde.

- Erste Vermutungen über Entstehung und Aufrechterhaltung der Problematik werden von Therapeuten bereits sehr rasch angestellt („Wartezimmerdiagnose"). Dies ist ein Befund, der aus Untersuchungen zur menschlichen Informationsverarbeitung lange bekannt ist (vgl. Kapitel 3.3). Eine Konsequenz daraus muss sein, das *Bedingungsmodell explizit* zu formulieren, damit dieses auch (z. B. in der Supervision oder Intervision) einer entsprechenden Korrektur unterzogen werden kann. Eine gute Möglichkeit dazu bietet das in Abbildung 15 dargestellte Prinzip der funktionalen Analyse.
- Therapeuten scheuen sich häufig, die ersten Vermutungen über die Genese und Aufrechterhaltung eines Problems *explizit* zu formulieren. Im deutschen Kassensystem müssen Anträge, die diesen Punkt enthalten, spätestens nach fünf Sitzungen („Probatorik") eingereicht werden. Wenn man die Überlegungen im vorigen Punkt berücksichtigt, besteht für das Zögern zum Erstellen des Berichts keinerlei Grund, weil ja erste Vermutungen in der Regel bereits sehr früh (wenn auch implizit) vorliegen. Diese explizit zu formulieren, ist für Korrekturen und Veränderungen z. B. im Kontext der Supervision oder Intervision sehr hilfreich.
- Letztlich bietet das hypothetische Bedingungsmodell eine optimale Möglichkeit dafür, Zusammenhänge zwischen einzelnen Problembereichen zu erkennen und zu formulieren (z. B. für die Entwicklung einer depressiven Problematik nach einer über Jahre hinweg bestehenden Agoraphobie). Diese Interaktionen können auch für die Vernetzung von Mikro- und Makro-Bedingungen von Bedeutung sein.
- Eine spezielle Rolle spielt das sogenannte *Kontingenzverhältnis (KV):* Dies ist kein konkretes Element im Sinne von S, R und C, sondern beinhaltet die Relation von R (der Reaktion) und den Konsequenzen (C). Lernen kann nur erfolgen, wenn zwischen dem eigenen Verhalten und den Konsequenzen eine räumliche und zeitliche Relation besteht. Diese Relation wird auch als *„Kontingenzverhältnis"* bezeichnet und meint die Rate, mit der eine Konsequenz auf das Verhalten folgt. Für die Praxis besonders relevant ist die sogenannte intermittierende Verstärkung, bei der das Verhalten nur in einer bestimmten (fixen oder variablen) Rate verstärkt wird. Damit wird das Verhalten besonders löschungsresistent, was für die Veränderung im therapeutischen Bereich entsprechend zu berücksichtigen ist.

Die Darstellung des hypothetischen Bedingungsmodells kann (im Psychotherapie-Antrag) auf unterschiedliche Weise erfolgen:

1. Zum ersten ist es natürlich durchaus legitim, die Hypothesen über die Art und Häufigkeit des Verhaltens und dessen Zusammenhang verbal festzuhalten: z. B. „Die Patientin leidet unter einer Sozialen Phobie, sie zeigt wenig aktives Sozialverhalten, charakteristisch sind Rückzug und eine nur geringe Rate an ak-

tivem Verhalten. Sozialen Situationen geht sie aus dem Weg (Vermeidung), sie verlässt unangenehme Situationen, weicht Fragen aus (Flucht). Dies wird getriggert durch ihre bisherigen Erfahrungen mit sozialen Kontakten, durch Modelle in der Familie, in besonderer Weise aber auch durch inzwischen schon verfestigte kognitive Muster und Schemata (‚Ich werde mich blamieren', ‚Alle anderen schauen mich an' usw.). Das Vermeidungsverhalten wird durch das Ausbleiben von erwarteten aversiven Konsequenzen, insbesondere einer befürchteten Blamage oder von sozialer Aufmerksamkeit durch andere Personen, aufrechterhalten. Besonders bedeutsam erscheint auch, dass die Patientin bisher kaum soziale Kompetenzen entwickelt hat und deshalb auch kaum positive Erfahrungen damit machen konnte".

2. Eine zweite Möglichkeit besteht darin, die Hypothesen mit *Symbolen* zu kennzeichnen (vgl. Abbildung 16). Ein besonderer Vorteil der Darstellung in Symbolen besteht darin, dass zum einen nur beispielhafte Ausschnitte aus der Verhaltenskette skizziert werden müssen. Darüber hinaus wird durch die Auflistung der wichtigsten Elemente der Verhaltensanalyse rasch klar, ob und in welchen Bereichen Lücken hinsichtlich der Information bestehen (die dann entsprechend aufgefüllt werden können). Wichtig ist auch der Hinweis, dass in der Darstellung lediglich eine charakteristische Stichprobe des Verhaltens ausgewählt werden sollte, es ist keineswegs sinnvoll, eine ausführliche Darstellung des gesamten Verhaltens zu versuchen.

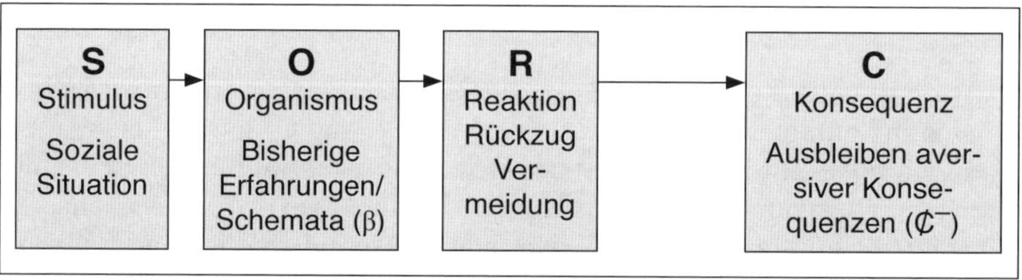

Abbildung 16: Schema für die Darstellung eines funktionalen Bedingungsmodells anhand von lerntheoretischen Symbolen

3. Eine weitere Möglichkeit, die ebenfalls häufig von vielen Therapeutinnen genutzt wird besteht darin, die Darstellung der einzelnen Elemente des hypothetischen Bedingungsmodells in Form einer *Tabelle* anzulegen (vgl. Tabelle 1).

Wichtig bei allen drei Möglichkeiten ist, dass jeweils nur *Ausschnitte* aus dem relevanten Problemverhalten dargestellt werden können und sollen (siehe dazu Stichprobenansatz, Abbildung 1). Gerade deshalb ist es bedeutsam, diejenigen Bereiche auf Seiten des Betroffenen erfasst zu haben, die im Zentrum seiner Beschwerden stehen.

Tabelle 1: Tabellarische Darstellung wichtiger Elemente eines hypothetischen Bedingungsmodells

Situation	Selbstregulationssystem (β, γ)	Reaktion	Konsequenzen (kurzfristig/ langfristig)
– Patientin wird zu einem Treffen eingeladen – Anruf von Freundin zum Geburtstag – usw.	– bisherige Erfahrungen – Modelle in der Familie – Lerngeschichte – familiäre Vulnerabilitäten/ Belastungen – Schemata: „Ich werde mich blamieren!" – „Das schaffe ich nicht!"	– Vermeidung – Absage – Suchen nach einer Ausrede aber auch: – Fehlen von sozialen Fertigkeiten	kurzfristig: – Wegfall erwarteter aversiver Konsequenzen (= negative Verstärkung) langfristig: – soziale Isolation – usw.

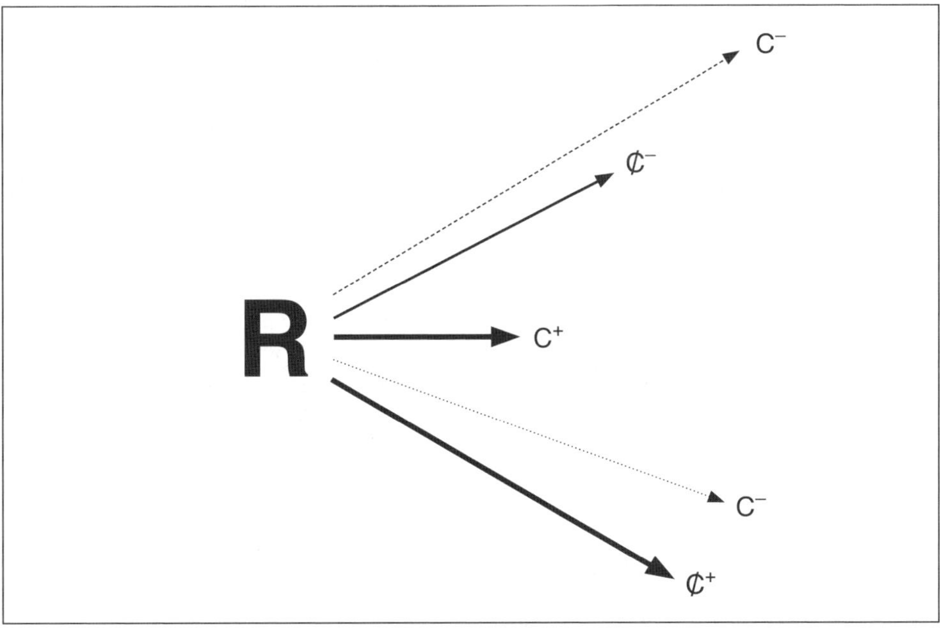

Abbildung 17: Darstellung des Prinzips von multiplen Kontingenzen als Folgen des Verhaltens

Beachte:

Verhalten steht immer unter multiplen Kontingenzen (vgl. Abbildung 17) bzw. besitzt immer eine ganze Reihe von kurz- und langfristigen Konsequenzen. Die wesentlichen Kontingenzen sollen erfasst werden, damit Ansatzpunkte für eine Veränderung erkennbar werden (siehe auch Kapitel 2.3.2.5). Entscheidend für die Funktion der zukünftigen Auftretenswahrscheinlichkeit ist die Summe der als positiv bzw. negativ erlebten Konsequenzen.

2.3.2.5 Funktionale Analyse

Die Erstellung eines hypothetischen Bedingungsmodells folgt dem Prinzip der *funktionalen Analyse*. Gemeint ist damit, dass die Beschwerden der Person in psychologischer Sprache (= Problem) beschrieben werden. Eine *Erklärung* für die Entstehung und Aufrechterhaltung der Probleme ergibt sich demnach aus der Erfassung von Bedingungen, die diese Probleme auslösen und aufrechterhalten.

Dabei sollte unmittelbar klar sein, dass sich für die *Entstehung* der Problematik im Nachhinein keinesfalls noch diejenigen Bedingungen erfassen lassen, die für die Entwicklung der Problematik entscheidend waren (vereinfacht gesagt: Bei der Entstehung der Problematik gibt es keine unabhängigen Beobachter!). Dennoch ist es aus mehreren Gründen sinnvoll, Hypothesen über die mögliche Entstehung des Problemverhaltens – speziell der relevanten vorausgehenden, begleitenden und nachfolgenden Bedingungen – aufzustellen.

Etwas einfacher ist die Situation bei der Erfassung von aktuellen Bedingungen, die für die *Aufrechterhaltung* entscheidend sind: Diese können im Prinzip beobachtet und erfasst werden, am besten im Rahmen einer kontrollierten Einzelfallstudie. So können Variationen in der Häufigkeit und Intensität des Problemverhaltens beobachtet und in Zusammenhang mit Merkmalen gebracht werden, die für diese Variation verantwortlich sind.

Wie bereits erwähnt steht menschliches Verhalten unter sogenannter *multipler Kontingenzkontrolle*. Gemeint ist damit, dass für die Entstehung und Aufrechterhaltung des Verhaltens immer sehr viele unterschiedliche Variablen (noch dazu auf unterschiedlichen Ebenen, siehe dazu Kapitel 2.4) verantwortlich gemacht werden können. Es ist deshalb in der funktionalen Analyse niemals möglich, *alle Bedingungen* zu erfassen, die im Prinzip als relevant angesehen zu sind. Aus *pragmatischen* Gründen beschränkt man sich deshalb darauf, diejenigen Bedingungen zu benennen, deren Veränderung auch zu einer *Veränderung* des Problemverhaltens führt. Damit ist auch für die Therapieplanung (vgl. Kapitel 2.3.4) ein wichtiger Ansatzpunkt gegeben.

Mit dem Prinzip der funktionalen Analyse wird auch sehr deutlich, dass es in der Verhaltenstherapie *nicht* darum gehen kann, das Problemverhalten „direkt“ zu verändern: Verhaltenstherapie ist demgegenüber der Versuch, diejenigen *Bedingungen* zu erfassen und zu verändern, die zu einer Veränderung des Problems in Richtung eines vorher vereinbarten Zieles führen.

So lässt sich z. B. das Problem einer depressiven Episode inklusive diverser somatischer Begleiterscheinungen (Schlafstörungen, Appetitverlust etc.) und kognitiver Merkmale (Grübeln, selbst abwertende Gedanken etc.) eben nicht „direkt“ verändern. Zur Veränderung werden Variablen herangezogen, die sich aus der *funktionalen Analyse* ergeben, und dies kann sehr unterschiedliche Bereiche umfassen, etwa

- die Bewältigung einer Krise, etwa im Rahmen eines Trennungs- oder Verlustereignisses,
- die Veränderung von Fertigkeiten zur Kommunikation, z. B. im Bereich der Wahrnehmung und Umsetzung relevanter Bedürfnisse,
- die Veränderung auf der Ebene des partnerschaftlichen oder familiären Systems, etwa in der Umstellung von Zuwendung für aktives und nicht für passives Verhalten,
- eine Klärung bzw. Veränderung von beruflichen oder familiären Anforderungen, die mit der Problematik einhergehen, und schließlich
- eine Erfassung und Veränderung von eigenen Bewertungen, Erwartungen und Schemata, die den Kreislauf von Inaktivität und Niedergeschlagenheit aufrechterhalten.

Im funktionalen Bedingungsmodell sollten immer auch soziale, kulturelle und gegebenenfalls politische Bedingungen berücksichtigt werden, z. B. Aspekte von Rezession und damit zusammenhängender Arbeitslosigkeit, die Rolle von Migration und von Subkulturen, geschlechts- und schichtspezifische Merkmale der Sozialisation usw.

Das Prinzip der *funktionalen Analyse* macht im Zusammenhang mit dem *hypothetischen Bedingungsmodell* auch sehr deutlich, dass wir niemals davon ausgehen können, wir hätten die „wirklichen“ Bedingungen eines Problems erfasst. Was wir vielmehr vor uns haben, sind Hypothesen, die für das therapeutische Vorgehen sehr hilfreich sind: Ohne Hypothesen wäre therapeutisches Vorgehen reines Raten, blind wie das sprichwörtliche „Stochern mit Stangen im Nebel“. Die Hypothesen bedürfen aber dann der Korrektur, wenn sich eine Veränderung des Problems *nicht* einstellen sollte. Hier geht es dann darum, die eigenen Vermutungen einer kritischen Korrektur zu unterziehen, neue Beobachtungen anzustellen und gegebenenfalls neue Hypothesen auf der Grundlage neuer Informationen zu entwickeln.

Wichtig ist zudem festzuhalten, dass Schwierigkeiten bei der Veränderung eines Problems nicht nur mit unvollständigen oder nicht korrekten Bedingungsmodellen zusammenhängen müssen: Vielfach sind andere Faktoren in Rechnung zu stellen, z. B. Faktoren, die mit der therapeutischen Beziehung, mit der Motivation zur Veränderung oder mit der Klärung der Ziele etc. zusammenhängen. Variablen der Motivation, der therapeutischen Beziehung, aber auch Erwartungen und Bedingungen im Makro-Prozess sind während es Veränderungsprozesses immer wieder Schwankungen unterworfen. Therapeuten haben die Möglichkeit, entsprechende Variablen in den genannten Bereichen zu erfassen und gegebenenfalls bei der Therapieplanung zu berücksichtigen.

Merke:

Will man moderne kognitive Verhaltenstherapie also mit nur zwei Worten charakterisieren, so könnte man sich auf die Worte „funktionale Analyse" beschränken.

2.3.2.6 Beschreibung der Entstehung und der Entwicklung des Problems

Patienten wenden sich in der Regel nicht mit dem Anliegen an Psychotherapeuten, weil sie bestimmte Dinge in ihrem Leben verändern möchten – und schon gar nicht ihr Verhalten. Im Zentrum des Interesses steht vielmehr die Frage nach einer Erklärung der Entstehung einer Störung, im Sinne von: „Weshalb leide ich unter Suizidgedanken, woher kommen diese? Ich hatte bis vor wenigen Jahren keine Probleme, war eine optimistische und leistungsfähige junge Frau …!"

Die Entstehung einer Problematik lässt sich nur mehr retrospektiv erfassen, dennoch ist der Versuch, die Entstehung und die Bedingungen, unter denen dies geschah, näher zu beleuchten aus mehreren Gründen sinnvoll:

- Der wichtigste Grund hängt mit Prinzipien der Verhaltenstherapie zusammen: Die Entstehung von psychischen Störungen ist als *Lernprozess* zu verstehen, die Entwicklung der Problematik hängt demnach mit Bedingungen zusammen, die zum Zeitpunkt der Genese relevant waren. So gesehen trägt die Analyse der Entstehung auch zu unserem Verständnis der Problematik bei. Bedeutsam ist es in diesem Kontext zwischen prädisponierenden, auslösenden und aufrechterhaltenden Bedingungen zu unterscheiden (siehe hierzu auch S. 57 ff.).
- Die Analyse der Entstehung eines Problems kommt in besonderer Weise dem *Bedürfnis von Betroffenen* nach einer Erklärung der Problematik entgegen. An verschiedenen anderen Stellen wurde auf die Notwendigkeit der Vermittlung eines plausiblen Ätiologiemodells verwiesen; gerade die Informationen aus

der Genese der Problematik liefern hier wichtige Grundlagen. Zu nennen sind etwa Faktoren der Belastung zu einem bestimmten Zeitpunkt, eine kontinuierliche Erhöhung von Stressbedingungen, gegebenenfalls auch das Eintreten eines kritischen Lebensereignisses oder auch fehlende Kompetenzen bei der Bewältigung einer solchen Situation. Darüber hinaus kann vielfach auch auf kognitive Merkmale hingewiesen werden, u. a. auf spezielle Muster der Wahrnehmung, der Bewertung einer Situation oder auch auf spezielle Muster der Repräsentation im Gedächtnis. Man denke nur an spezielle Schemata bei Patienten, die unter posttraumatischen Belastungsstörungen leiden.

- Mit der Erfassung der Genese sind auch Hinweise zur *Dauer einer Störung* verbunden: Speziell unter lerntheoretischem oder kognitivem Gesichtspunkt ist es wichtig zu wissen, wie stark sich bestimmte Verhaltens- oder kognitive Muster im Repertoire einer Person verfestigt haben. Hier ist sicher nicht von einem linearen Zusammenhang von Dauer einerseits und Stabilität der Störung andererseits auszugehen. Zudem liefern diese Angaben wichtige Hinweise darüber, weshalb eine Störung nicht von selbst wieder verschwunden ist (Spontanremission).
- Ein Rückblick auf die Entstehung und Entwicklung einer psychischen Störung bietet Informationen über *Schwankungen der Problematik*, über Phasen der Besserung im Verlauf und über zusätzlich aufgetretene Schwierigkeiten (z. B. im familiären oder beruflichen Kontext). Dies kann zum einen relevant für die Prognose sein und liefert zum anderen Hinweise auf Schwankungen, die auch im Verlauf der Intervention zu erwarten sind.
- Besonders zu beachten ist, dass sich sowohl die Problematik, als auch deren aufrechterhaltende Bedingungen im Verlauf der Zeit verändert haben können. Im Zentrum der Intervention stehen die aktuelle Problematik und deren funktionale Vernetzung. Ein geradezu klassisches Beispiel für die Veränderung relevanter Bedingungen bilden komplexe Angststörungen: Für die Ätiologie sind vielfach Aspekte des klassischen Konditionierens und die problematische Rolle der Vermeidung von Angst im Sinne negativer Verstärkung geltend zu machen. Für die konkrete Aufrechterhaltung spielen operante Faktoren, speziell auch im Makro-Kontext zumeist eine besondere Rolle (z. B. Schonung durch die Familie, Übernahme von Verantwortung durch Partner). Diese Faktoren werden häufig auch als „sekundärer Krankheitsgewinn“ bezeichnet.
- Gerade die Analyse der Entstehung und Entwicklung eines Problems liefert Hinweise auf die *Betrachtung eines Problems auf mehreren Ebenen* (α, β und γ): Die Entstehung und Entwicklung einer psychischen Störung ist zumeist auch mit somatischen Beschwerden oder Krankheiten verbunden. Die Relevanz dieser körperlichen Problematik sollte gerade auch im Kontext von Psychotherapie Thema sein (siehe dazu auch Hinweise aus dem Konsiliarbericht, S. 88).

Beachte:

Hinweise zur Genese einer Störung sind wie bereits erwähnt jedoch immer mit Vorsicht zu betrachten: Es ist grundsätzlich *nicht* möglich, die Entstehung einer psychischen Störung im Nachhinein unverfälscht zu erfassen (bei der Entstehung einer psychischen Störung gibt es keine Zuschauer!). Auch ein noch so detaillierter Bericht des Patienten über die Genese der Problematik liefert eben nur eine verbale Darstellung, die entsprechenden Verzerrungen und Verfälschungen unterliegt. Aus diesen Gründen sind auch Bestrebungen von Patienten, es wäre doch unverzichtbar, die „Ursachen" der Problematik zu erfassen, um damit eine Besserung zu erreichen, immer im Lichte dieser methodischen Beschränkungen zu sehen.

2.3.2.7 Erfassung der Attributionen des Patienten

Patienten leben in der Regel eine gewisse Zeit mit ihrem Problem, ohne sofort einen Psychotherapeuten aufzusuchen. In dieser Zeit versuchen die Betroffenen natürlich, eine plausible Erklärung für ihre Problematik zu finden. Diese Vermutungen über die Ursachen der Störung werden als Attributionen bezeichnet. Gerade die Literatur zur Sozialpsychologie weist auf die Bedeutung dieser Annahmen, insbesondere auch die Stabilität und die Veränderung von Verhaltensmustern betreffend – hin. So ist es etwa durchaus bedeutsam, ob die Person die Ursache ihres Übergewichts in der Genetik, in eigenem Verhalten oder in situationalen Bedingungen usw. sieht.

Welche Funktion haben Informationen zu den Attributionen des Patienten für die Verhaltensanalyse?

Fallbeispiel: Frau B.

Frau B. kommt auf Überweisung des Hausarztes zur Psychotherapeutin, Anlass ist eine rezidivierende depressive Episode. Die Frau gibt im Erstgespräch an, seit der Kindheit an depressiven Einbrüchen zu leiden. Sie verweist auf eine einschlägige Familienanamnese und berichtet, dass sie bereits mehrere Klinikaufenthalte sowie ambulante psychiatrische Behandlungen hinter sich hat. Hinsichtlich der Ziele der Therapie ist sie sehr skeptisch, weil sie meint, dass „das alles genetisch" sei und dass bisher keiner der Versuche irgendeine dauerhafte Verbesserung erbracht habe.

Die verschiedenen Informationen über die Annahmen zur Genese und zur Veränderbarkeit eines Problems sind im Kontext der Zielklärung, der Motivierung der Patientin sowie zur Therapieplanung höchst bedeutsam: Zunächst ist es wichtig, die *Kausalattribution* der Patientin ernst zu nehmen. Hinweisen kann man u.a. darauf, dass psychische Muster in der Regel als eine Kombination von genetischen und lernpsychologischen Bedingungen anzusehen sind. Zum anderen ist es bedeutsam, die *Kontrollattributionen* der Patientin genauer zu explorieren: Was genau hat sie zur Veränderung der Problematik versucht, welche Medikamente hat sie eingenommen, wie waren die Umstände bei den stationären Aufenthalten?

Das Beispiel kann durchaus gut erläutern, weshalb einer Verhaltensanalyse (d. h. Beschreibung) nicht einfach eine Zielklärung folgen kann, ohne die Annahmen der Patientin über die Entstehung und eine mögliche Veränderung in Rechnung zu stellen. In diesem Fall wäre es ohne Zweifel besonders wichtig, Zeit und Aufwand auf die Klärung und den Aufbau von Motivation zu legen sowie auch entsprechende Strategien für die Zielbestimmung einzusetzen. Bei der Analyse des Verhaltens geht es eben nicht nur um die Beschreibung der Beschwerden des Betroffenen, sondern auch um die Reduktion von Demoralisierung – erst dies stellt die Voraussetzung für die Planung und Durchführung therapeutischer Schritte dar.

2.3.3 Zielbestimmung

Folgt man dem Modell des Problemlösens, so sind im nächsten Schritt die Ziele festzulegen, die in der Therapie angestrebt (und erreicht) werden sollen. Für viele Betroffene und z. T. auch Therapeuten erscheint es vordergründig trivial, eine explizite *Festlegung von Zielen* der Behandlung zu verlangen.

Fallbeispiel:

Eine Patientin schildert Beschwerden wie depressive Gedanken, Schlafstörungen und sozialen Rückzug. Sie schaffe ihren Beruf nicht mehr usw. Auf die Frage der Therapeutin, was sie in der Therapie erreichen möchte, reagiert die Patientin fast überrascht und antworte (sinngemäß): „Ich möchte wieder so werden wie früher!“

Ganz zentral ist festzuhalten, dass sich die Ziele der Therapie keineswegs aus einer präzisen Beschreibung der Problematik (inklusive des Bedingungsmodells) ergeben, dazu bedarf es vielmehr *normativer* Gesichtspunkte. Aus der Beschreibung des *Ist*-Zustandes lässt sich demzufolge keineswegs ein *Soll*-Zustand gewinnen. Sehr deutlich wird dies am Beispiel von Normen in Bezug auf soziale Kompetenzen: Hier gelten in unterschiedlichen Gesellschaften und Gruppen unterschiedliche Normen, die noch dazu einem raschen Wandel unterliegen.

Merke:

Für die Bestimmung von Therapiezielen ist es erforderlich,
- dass die Ziele ganz *konkret* festgelegt werden, sodass in einzelnen Schritten des therapeutischen Verlaufs auch Übereinstimmung über den Grad der Zielerreichung besteht,
- dass die Ziele *explizit* angegeben werden, d. h. dass eine offene, am besten verhaltensnahe Beschreibung vorgenommen wird.

Bei der Zielbestimmung sind folgende Punkte zu klären:

1. *Soziale Rahmenbedingungen:* Hier geht es im Wesentlichen um die Klärung der sozialen/kulturellen Situation des Patienten. Ziele sollten nicht einfach durch den Therapeuten (und damit seiner Bezugsgruppe) festgelegt werden, sondern die Ziele müssen auch mit dem *sozialen Rahmen* des Patienten kompatibel sein. Besonders deutlich wird dies bei Patienten mit Migrationshintergrund, wenn von den Betroffenen Normen thematisiert werden, die für den Therapeuten (und sein normatives Umfeld) eher ungewöhnlich scheinen. Die Erfassung von Rahmenbedingungen ist insbesondere bedeutsam, wenn durch therapeutische Veränderungen auf Seiten des Patienten möglicherweise auch problematische Konsequenzen im partnerschaftlichen, familiären oder im sozialen System zu erwarten sind: z. B. Veränderungen im Bereich der Selbstsicherheit können entsprechende Konsequenzen in der Partnerschaft nach sich ziehen. Eine Veränderung des Alkoholkonsums kann zu Konsequenzen im sozialen System führen. Die Bewältigung einer komplexen Angstproblematik bei einer Patientin kann bewirken, dass diese wieder in den Arbeitsprozess eintreten möchte, womit möglicherweise weitgehende Veränderungen für das familiäre System verbunden sind. Die Analyse der Rahmenbedingungen macht vielfach aber auch deutlich, welche z. T. durchaus positiven Konsequenzen ein Problem für den Betroffenen (und sein familiäres/soziales System) besitzt. Man denke nur an die stabilisierende Funktion einer Essstörung für ein familiäres System.
2. *Motivationale Aspekte:* Die Motivation zur Veränderung ist eine wichtige Voraussetzung für einen erfolgreichen Veränderungsprozess. Ein erster – wenn auch nicht hinreichender – Schritt besteht darin, dass der Betroffene den ersten Schritt zur Therapie leistet und an der Klärung seiner Problematik teilnimmt (Motivation zu kommen und wieder zu kommen). Folgt man dem obigen Modell des Problemlösens, so kann man unter Motivation des Patienten alle konkreten Schritte verstehen, die in Richtung des Therapiezieles laufen (vgl. Abbildung 18). Der sicherlich wichtigste Punkt zur Motivierung von Patienten besteht darin, die Betroffenen dazu anzuhalten, sich selbst an der Veränderung ihrer Situation zu beteiligen. Das beginnt bereits bei Ansätzen zur Informationssammlung (z. B. durch Beobachtung des eigenen Verhaltens in natürlichen Situationen und durch Selbstaufzeichnungen). Neben der *Klärung* der Motivation sollte es auch Aufgabe des Therapeuten sein, zum *Aufbau* der Motivation des Betroffenen beizutragen. Besonders bedeutsam ist hier, Hilfestellung bei der Reduktion von *Demoralisierung* des Patienten zu geben: Betroffene sind in der Regel nicht nur durch ihre Probleme (Angststörungen etc.) beeinträchtigt, dazu kommt zumeist auch ein Aspekt der Hoffnungslosigkeit im Sinne von: „Das wird nie besser werden!“, „Warum geht es *gerade mir* so besonders schlecht?“ usw. Durch Hinweise auf die Möglichkeit von therapeu-

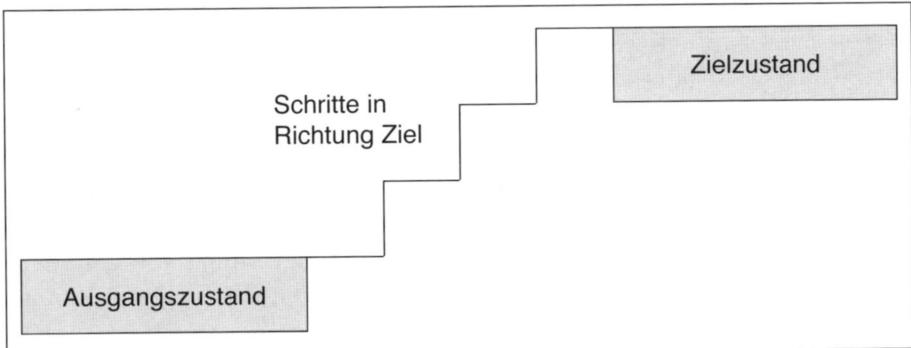

Abbildung 18: Skizze zur Motivation: Einzelne Schritte in Richtung Therapieziel

tischer Hilfe, durch Beispiele anderer Patienten und durch konkrete Unterstützung bei ersten Ansätzen zur Veränderung kann diese Demoralisierung reduziert werden. Häufig wird erst dadurch der Weg zu einer Veränderung geebnet.

Merke:

Selbst gesetzte Ziele sind die wichtigste Quelle der Motivation!

3. *Individuelle Zielvorstellungen:* Die Festlegung von Zielen ergibt sich nicht einfach aus der Verhaltensanalyse. Viele Betroffene reagieren zunächst sehr erstaunt, wenn man sie um eine Klärung der therapeutischen Ziele bittet, im Sinne von: „Das ist doch klar, ich möchte dass meine Depressionen weg sind, dass meine Schlafstörungen beseitigt werden und dass meine Partnerschaft wieder so wird wie früher!" Hier besteht die Aufgabe des Therapeuten darin, dem Patienten klarzumachen, dass aus einer Beschreibung der Problematik noch nicht unbedingt eine Zielvorstellung gewonnen werden kann. Eine besondere Herausforderung besteht darin, die Ziele konkret und operationalisiert, d. h. überprüfbar und vor allem auch individualisiert festzulegen!
   Das Ziel „Reduktion der Depression" beispielsweise verlangt eine *individuelle* Festlegung dessen, was nach der Therapie erreicht werden sollte: Das betrifft eine Veränderung von einzelnen Ebenen des Verhaltens ebenso wie die Entwicklung einer Zielvorstellung für das Leben im Anschluss an die Therapie. Dass es dabei nicht nur um eine *Reduktion von Beschwerden*, sondern gleichzeitig auch um die Entwicklung von neuen Fertigkeiten und um den Ausbau von Ressourcen geht, sollte selbstverständlich sein.
4. *Normative Aspekte:* Beim Festlegen von Zielen spielen *normative Aspekte* immer eine Rolle – wenn nicht explizit, dann implizit. Gemeint ist damit, dass sich aus der Beschreibung einer Problemsituation (und sei sie noch so präzise beschrieben), keineswegs eine Zielvorstellung ableiten lässt: Problembeschrei-

bungen sind deskriptiv, Ziele enthalten immer normative Aspekte und aus Deskriptionen lassen sich Normen nicht ableiten (naturalistischer Fehlschluss!). Für das Festlegen von Zielen gerade unter normativem Aspekt kann es sehr hilfreich sein, eine Klärung von Zielen und Werten auf Seiten des Patienten vorzunehmen (siehe dazu Kanfer et al., 2012). Das bedeutet einen Rückgriff auf Themen zu nehmen, die für den Betroffenen eine besondere Bedeutung haben (z. B. Themen von persönlichen Vorlieben; Themen zum Selbstbild/eigene Person; Politik, Gesellschaft und Kultur; Bedeutung von Familie und Partnerschaft; Relevanz der Gestaltung von Freizeit; Umgang mit Zeit usw.; Kanfer et al., 2012, S. 181).

Aus der Klärung der genannten Bereiche lässt sich vielfach eine Festlegung von Therapiezielen gewinnen, z. B. hinsichtlich der Gestaltung des eigenen Lebens nach der Bewältigung der Problematik. Gerade die Klärung der genannten Themen gibt wichtige Hinweise auf das *Thema der Motivation*, d. h. auch der Frage, ob und inwiefern eine Person bereit ist, einen entsprechenden Aufwand im therapeutischen Prozess auf sich zu nehmen.

2.3.4 Therapieplanung

Sinn und Zweck der ersten Kontakte – in der Regel des Erstgesprächs – ist es zu klären, ob die Darstellung des Patienten auf eine Problematik hinweist, die auch eine psychotherapeutische Veränderung erforderlich macht. Auch der Betroffene selbst ist zumeist sehr daran interessiert zu wissen, ob sein Verhalten noch als „normal" angesehen werden kann. Dies führt zu der entscheidenden Frage, *wann ein Verhalten behandlungsbedürftig ist.*

Die Frage ist keineswegs trivial zu beantworten, weil sich im Rahmen des Erstgesprächs durchaus herausstellen kann, dass entweder das Verhalten der Person keiner Veränderung bedarf oder aber dass Veränderungen der Umstände im sozialen, beruflichen oder familiären Bereich angesagt wären. Für die Behandlungsbedürftigkeit des Verhaltens können die im Kasten dargestellt *Kriterien* als entscheidend angesehen werden:

Kriterien zur Überprüfung der Behandlungsbedürftigkeit:

1. *Merkmale des Verhaltens selbst:* In manchen Fällen lässt bereits die Beschreibung des Verhaltens auf die Notwendigkeit einer Veränderung schließen, zu nennen sind etwa die Frequenz oder die Intensität des Verhaltens. Beispielsweise sind Suizidgedanken praktisch allen Menschen bekannt, zum Problem werden diese allerdings, wenn sie eine Häufigkeit oder Intensität erreichen, die für einen Betroffenen sehr belastend wird und damit zu gravierenden Einschränkungen führt. Weitere Beispiele finden sich etwa im Bereich des Alkoholkonsums, bei spezifischen Ängsten usw.

2. *Merkmale der Situation:* Gerade unter einem interaktionistischen Aspekt ist es entscheidend, in welcher Situation Verhalten auftritt. Dasselbe Verhalten kann in der einen Situation durchaus akzeptabel oder auch erwünscht sein, in einer anderen Situation aber als problematisch angesehen werden. Ein Beispiel ist körperlich aggressives Verhalten in einer schulischen oder sozialen Situation, das aber im sportlichen Wettkampf geradezu erwartet oder gefordert wird.
3. *Normative Merkmale:* Normen hinsichtlich angemessenen Verhaltens legen bis zu einem gewissen Grad fest, welches Verhalten als akzeptabel oder nicht akzeptabel angesehen wird. Sehr deutlich wird dies anhand der Veränderung von Normen, die geschlechtsspezifisches Verhalten betreffen. Normen werden vielfach von Kulturen oder Subkulturen vorgegeben, aber auch die Diagnostikerin/Therapeutin steht im Kontext dieser Normen und ihre Entscheidungen sind keineswegs frei von normativen Festlegungen (z. B. Stottern).

2.3.4.1 Vorgehen bei der Therapieplanung

Bei der Therapieplanung sind einige Punkte zu unterscheiden, die im Folgenden getrennt erörtert werden, auch wenn die Übergänge fließend sind und bei verschiedene Entscheidungen in der Planung jeweils mehrere Gesichtspunkte zu berücksichtigen sind.

Festlegen des Therapieprinzips

Nach der Verhaltensanalyse und Zielbestimmung, wird festgelegt, in welche Richtung die Veränderung erfolgen soll und wie dabei prinzipiell vorgegangen werden soll. Interessant ist, dass die Entscheidung über das prinzipielle Vorgehen bereits relativ früh im therapeutischen Prozess erfolgt (vgl. „Wartezimmer-Diagnose", S. 22). Sobald aus einer ersten Beschreibung der Problembereiche klar wird, um welche Problematik es gehen soll, entstehen beim Diagnostiker erste Vorstellungen darüber, welche therapeutischen Prinzipien sich bei der Lösung des Problems als sinnvoll herausstellen könnten (vgl. Modell des Problemlösens, S. 27). Diese frühe Entscheidung muss keineswegs als problematisch angesehen werden, allerdings sollte sie auch *explizit* formuliert und damit *transparent* gemacht werden. Das Vorgehen entspricht dem vielfach als sinnvoll angesehenen Prinzip der *Problem-Orientierung* des therapeutischen Vorgehens (vgl. z. B. Fiedler, 1997). Demnach unterscheidet sich das Vorgehen bei der Behandlung depressiven Verhaltens deutlich von Prinzipien bei der Behandlung somatoformer Störungen oder von Angststörungen bzw. von der Therapie bei pathologischem Kaufen oder Spielen usw. Wichtig ist dabei festzuhalten, dass damit *kein* standardisiertes Vorgehen vorgeschlagen wird (vgl. Individualisierung des Vorgehens im folgenden Abschnitt). Unbestreitbar ist aber, dass gerade ein Vorgehen, das sich an der Problemstellung (nicht: Diagnose!) orientiert, als sehr erfolgreich erwiesen hat. Aus der Forschung gibt es viele Hinweise zu empirisch validen Verfahren (z. B. Fisher & O'Donohue, 2006). Für verschiedene Problemstellungen wurden einschlägige *Leitlinien* zur Behandlung unterschiedlicher Störungen entwickelt (z. B. Depressionen, Angst- und Zwangsstörungen, Essstörungen usw.). Diese geben nicht nur den Stand unseres Wissens um Ätiologie und Behandlung wieder, sie verdeutlichen auch, dass Betroffene ein Recht auf optimale Behandlung haben.

Individualisierung des Vorgehens

Wie bereits angesprochen, besteht ein zentrales Prinzip der Verhaltenstherapie in der *Individualisierung* der Therapie. Gemeint ist damit, dass die konkrete Umsetzung der therapeutischen Maßnahmen eine detaillierte und auf die individuelle Situation des Patienten bezogene Planung verlangt. Aus der beispielsweise gewählten allgemeinen Strategie „Konfrontationsübungen durchführen" ergibt sich nicht automatisch, wie diese Übungen bei einer bestimmten Patientin genau umzusetzen sind. Hier ist immer Flexibilität und z. T. auch Kreativität auf Seiten der Therapeutin und Patientin notwendig, um eine individuell passende Intervention zu planen. Bei einer Patientin mit Kontaminationsängsten reicht es nicht aus, die einzelnen Schritte nur im therapeutischen Setting zu planen, sondern es ist ebenso erforderlich, die Umsetzung im natürlichen bzw. häuslichen Umfeld zu klären: Dies betrifft u. a. die Frage der Begleitung durch die Therapeutin, die Anwesenheit weiterer Personen, die Unterstützung der Patientin in Richtung eigenständiger Übungen usw.

Vermittlung eines plausiblen Modells

Primäres Anliegen vieler Betroffener ist es, ihre eigene Problematik zu *verstehen*, im Sinne von: „Warum habe ich solche Panikattacken? Ist das gefährlich?" Oder auch: „Seit ein paar Monaten bin ich nur noch niedergeschlagen, nichts macht mir mehr Freude. Ich kann mich nicht mehr konzentrieren. Warum ist das so, ich war doch früher ein fröhlicher Mensch?"

Entscheidend ist es dabei, dem *Bedürfnis* des Patienten nach einer *Klärung* der Problematik entgegenzukommen (siehe dazu auch den Wirkfaktor „Klärung" sensu Grawe, 2004). Die Strukturierung der Problematik und die Einordnung in ein psychologisches Modell stellen eine erste Entlastung für den Patienten dar und wirken der bereits angesprochenen *Demoralisierung* entgegen. In diesem Kontext ist es sinnvoll, zwischen einem plausiblen *Ätiologiemodell* einerseits und einem plausiblen *Therapiemodell* andererseits zu unterscheiden. Beim *Ätiologiemodell* greift der Therapeut auf bewährte psychologische Modellvorstellungen zurück und versucht diese für die konkrete Situation des Patienten anzupassen.

Als plausibel werden die Modelle deshalb bezeichnet, weil wir nicht davon ausgehen können, dass die Modelle endgültige Wahrheiten darstellen: Sie sollen vielmehr für den Betroffenen vor dem Hintergrund seiner Erfahrungen vermittelbar und plausibel sein; hier ist es oft wichtiger, Vereinfachungen vorzunehmen, wenn sie dem Verständnis des Patienten entgegenkommen. Bei einer depressiven Problematik könnte man etwa auf das Modell des Verstärkerverlustes, der erlernten Hilflosigkeit oder auch auf das Kognitive Modell von A.T. Beck oder A. Ellis zurückgreifen (vgl. Abbildung 19). Man könnte dem Patienten etwa vermitteln, dass die emotionalen Konsequenzen (C), also seine depressive Verstimmung, nicht nur das Ergebnis von vorausgehenden belastenden (Verlust-)Ereignissen (A) ist, sondern dass die *Bewertung* des Ereignisses (B) mit für die Konsequenzen relevant ist. Nebenbei ist damit auch schon ein möglicher therapeutischer Ansatzpunkt benannt.

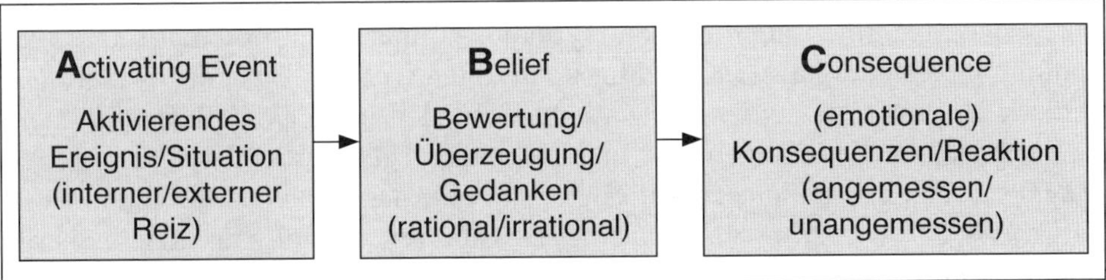

Abbildung 19: Prinzip des ABC-Modells der Depression

Auch bei anderen Störungsbildern kann man mittlerweile auf bewährte psychologische Modellvorstellungen zurückgreifen, etwa auf das Teufelskreismodell bei Angststörungen, auf das Modell des Neutralisierens bei Zwängen, auf das Modell der Selbstaufmerksamkeit bei somatoformen Störungen usw.

Besonders wichtig ist das plausible *Therapiemodell*: Hier geht es darum, dem Patienten in transparenter Weise das konkrete therapeutische Vorgehen zu erläutern. Dies geschieht ebenso wie beim Ätiologiemodell schrittweise im therapeutischen Prozess: Einzelne erste Schritte einer möglichen Veränderung werden erläutert, wobei wiederum auf das Verständnis und auf die bisherigen Erfahrungen des Patienten Bezug genommen wird.

Ein besonderer Vorzug des Therapiemodells gegenüber dem Ätiologiemodell besteht darin, dass der Patient selbst die konkrete *Erfahrung der Plausibilität* des Modells machen kann („don't trust me – test me"). Mit anderen Worten: Bei der Bewältigung einer gefürchteten Situation kann der Patient die Erfahrung machen, dass der Verbleib in einer Situation langfristig zu einer Reduktion der Angst auf mehreren Ebenen führt, während die bisherige Strategie der Vermeidung zur Stabilisierung der Angst geführt hat. In diesem Sinne ist es durchaus gerechtfertigt, wenn von Verhaltenstherapie als „Erlebenstherapie“ gesprochen wird.

Die Vermittlung eines plausiblen Modells für die Entstehung der Problematik und für das therapeutische Vorgehen entspricht dem Prinzip des *Selbstmanagement*, wonach der Patient zum Experten für sich selbst werden sollte, und dem Prinzip der *Transparenz,* wonach die einzelnen Schritte in der Therapie dem Patienten immer nachvollziehbar sein sollen. Buchanan und Seligman (1995) haben darüber hinaus darauf hingewiesen, dass durch eine kognitive Struktur der Veränderung eine optimale Möglichkeit für die Stabilisierung des Therapieerfolges gegeben ist.

Begleitende Diagnostik

Verhaltensdiagnostik ist ein Prozess, der das therapeutische Vorgehen begleitet. Durch neue Informationen müssen Hypothesen über die Problematik und ihre Bedingungen ständig einer Korrektur unterzogen werden. Das betrifft nicht nur Veränderungen im Befinden des Patienten auf den unterschiedlichen Ebenen, sondern auch Veränderungen im Makro-Bereich (vgl. Kapitel 2.4). Begleitende Diagnostik ist entscheidend für die Grob- und Feinsteuerung des therapeutischen Vorgehens: So ist es sinnvoll, nach einer bestimmten Anzahl von Sitzungen eine *Bestandsaufnahme* vorzunehmen; damit sollte sichergestellt werden, dass Veränderungen in Richtung der vereinbarten Ziele verlaufen. Stagnationen oder Rückschläge können so rechtzeitig erfasst werden und man kann entsprechend darauf reagieren, etwa mit dem Einholen weiterer Informationen, einer Klärung der Motivation des Patienten oder auch mit erneuten Hinweisen auf die formale Struktur des therapeutischen Prozesses bzw. einer Klärung der therapeutischen Beziehung.

Veränderungsmessung

Verhaltenstherapie ist u. a. dadurch gekennzeichnet, dass eine möglichst fundierte Evaluation des Vorgehens erfolgt. Dies gilt nicht nur für die Therapieforschung im engeren Sinne, sondern sollte zu den Prinzipien des Vorgehens in jedem Einzelfall gehören. Gerade gegen Ende der Therapie sind viele Betroffene verunsichert, ob und wie sie den Alltag künftig ohne therapeutische Unterstützung bewältigen können. Eine gute Möglichkeit, mit diesen Schwierigkeiten umzugehen, besteht darin, Patienten rechtzeitig auf den Abschluss der Therapie vorzubereiten, indem man Sitzungen beispielsweise in niedrig frequentem Modus anbietet (z.B. 14-tägig, einmal pro Monat). Eine weitere Vorgehensweise besteht darin, den Patienten die Situation nach Abschluss der Therapie zu vergegenwärtigen im Sinne von: „Was können Sie tun, wenn ähnliche Probleme erneut auftreten sollten?“ oder: „Was würden Sie einem guten Freund/einer guten Freundin raten, die in eine ähnlich schwierige Situation gerät?“ Hier sollte besonders auf Möglichkeiten verwiesen werden, wie Probleme bisher in der Therapie gelöst werden konnten (vgl. Modell des Problemlösens, S. 27). In vielen Einrichtungen wird den Patienten quasi als Standard ein Nachkontrolltermin („Follow-up“) angeboten: Hier wird dem Betroffenen signalisiert, dass z. B. in einem halben Jahr eine erneute Bestandsaufnahme stattfinden wird und dass er sich bei Schwierigkeiten selbstverständlich auch schon vorher mit der Einrichtung in Verbindung setzen kann. Damit wird verhindert, dass eine positive Bewertung des Ergebnisses der Therapie nur auf die Messung zu einem besonders günstigen Zeitpunkt zurückzuführen ist. Außerdem wird damit für die Einrichtung sichergestellt, dass eine Evaluation der Veränderungen des Patienten nicht nur zum Ende der Therapie, sondern auch langfristig zum Qualitätsstandard gehört.

Bei der Bewertung einer Veränderung spielen immer bestimmte *Kriterien* eine wichtige Rolle. Hierfür wird in der Regel die Perspektive des Patienten und die entsprechende Evaluation aus Sicht des Therapeuten als entscheidend angesehen. Darüber hinaus müssen aber auch Aspekte aus der Perspektive des Gesundheitssystems (z. B. Kosten und Nutzen von Psychotherapie) in Rechnung gestellt werden. Kompliziert wird Evaluation dann, wenn für die Bewertung aus den unterschiedlichen Perspektiven verschiedene Kriterien herangezogen werden und diese in Einklang gebracht werden sollen, z. B. hinsichtlich des Aufwandes, der Kosten und des Nutzens einer psychotherapeutischen Behandlung (vgl. Margraf, 2009).

2.3.4.2 Zur Validität der Verhaltensanalyse

Hypothetische Bedingungsmodelle sind wie bereits mehrfach erwähnt immer vorläufig – sie dienen zur Planung der Therapie und können niemals beanspruchen, die Realität des Patienten korrekt abzubilden. Vergleichbar ist dies mit dem Modell eines Werkzeugs, das für sich genommen auch nicht „richtig“ oder „unrichtig“ ist – der Nutzen eines Hammers oder einer Zange ergibt sich eben aus dessen korrekter Anwendung. So gesehen kann natürlich auch der Erfolg von Therapie *nicht* die Korrektheit der Verhaltensanalyse belegen, weil Verhaltensdiagnostik, Planung und Durchführung der Therapie nicht in einem Algorithmus aufeinander aufbauen: So könnte selbstverständlich der Fall eintreten, dass einige Annahmen im hypothetischen Bedingungsmodell sich im Nachhinein als nicht korrekt erweisen, dennoch kann die Therapie durchaus erfolgreich durchgeführt worden sein. In diesem Fall könnte man von einem „nützlichen Irrtum“ sprechen – ähnlich wie es gelungen sein kann, mit einer Zange oder einem Stein auch einen Bildernagel in die Wand zu schlagen. In der Regel bietet aber eine auf die individuelle Situation des Patienten bezogene Analyse des Verhaltens eine wichtige Grundlage für die Planung und Durchführung von Therapie (siehe auch Tuschen-Caffier & van Gemmeren, 2009).

Gegenüber dem Einsatz von standardisierten Instrumenten und Fragebogenverfahren besteht innerhalb der Verhaltenstherapie nach wie vor eine reservierte Haltung: Da es in der Verhaltenstherapie *nicht* darum gehen kann, allgemeine Einstellungen und Dispositionen zu verändern, sondern eben konkretes Verhalten (auf mehreren Ebenen!), tragen diese Instrumente im Prinzip wenig zur Veränderungsmessung bei. Zudem sind die Instrumente auf einer theoretischen und methodischen Basis entwickelt, die eher dem traditionellen Konzept von Persönlichkeit verpflichtet ist. Besonders kritisch ist zu sehen, dass der große Teil dieser Instrumente eben nicht *Verhalten*, sondern einen verbalen Bericht über Verhalten erfasst. Dieser Bericht ist bestenfalls ein grober Hinweis auf Verhalten, sollte mit diesem aber keinesfalls verwechselt oder gar gleichgesetzt werden.

Haben deshalb standardisierte Instrumente keinerlei Funktion in der Verhaltensanalyse? Es wäre sicher zu vereinfacht, die standardisierten Instrumente in der Analyse des Verhaltens als nutzlos zu bezeichnen. Eine gewisse Funktion können die Verfahren durchaus im Bereich der Therapieforschung besitzen, etwa wenn es um den Vergleich der Wirksamkeit einzelner Verfahren geht: Hier kann es sinnvoll sein, Veränderungen nicht nur auf der Ebene konkreten Verhaltens, sondern hinsichtlich komplexerer Muster zu erfassen. Letztlich kann man darauf verweisen, dass es in der Praxis der Verhaltenstherapie üblich ist, standardisierte Instrumente nicht einer „klassischen" Auswertung hinsichtlich einzelner Skalen zu unterziehen, sondern einen Vergleich des Zustandes eines Patienten vor bzw. nach der Therapie auf der Ebene einzelner Items vorzunehmen. Diese Nutzung ist alles andere als standardisiert, kann aber gerade im Sinne einer Heuristik bedeutsam sein.

2.4 Mikro- und Makro-Analyse

Bei der Erörterung des Themas *funktionale Analyse* ist bereits darauf verwiesen worden, dass in der Analyse von Bedingungen des Verhaltens unterschiedliche *Ebenen* berücksichtigt werden müssen. Im angeführten Systemmodell zur Analyse des Verhaltens (S – O – R – C) wird zumeist in erster Linie auf die Mikro-Ebene besonderes Augenmerk gelegt. Dabei spielen Merkmale der Makro-Ebene sowohl bei der Entstehung als auch bei der Aufrechterhaltung eine zumindest ebenso große Rolle.

Eine Beschreibung auf *Mikro-Ebene* meint die Beschreibung des konkreten *Verhaltens in Situationen* auf den einzelnen Manifestationsebenen (α, β, γ) und auch die Erfassung der *Bedingungen* des Verhaltens.

Agoraphobie – Beschreibung auf Mikro-Ebene:

Legt man das SORC-Schema zugrunde, so könnte man für die Variable *R* im Falle einer Agoraphobie konkretes Vermeidungsverhalten (α), gedankliche Befürchtungen (β), und auf physiologischer Ebene eine Reihe von somatischen Beschwerden (γ) benennen. Als vorausgehende Bedingungen *S* kommen konkrete Situationen, etwa eine Menschenansammlung (α), gedankliche Auslöser, etwa die Planung einer Autofahrt (β), oder auch ein zumeist komplexer physiologischer Zustand, z. B. Schwindelgefühl etc. (γ) infrage. Im Bereich von *O* kann man auf konkrete Erwartungen (β-Ebene) ebenso verweisen wie auf somatisch-physiologische Beeinträchtigungen (γ-Ebene). Gerade im Bereich der O-Variable ergeben sich aber bereits Schnittstellen mit Makro-Bedingungen. Eine besondere Rolle bei *C* spielen Reaktionen der Umgebung, aber auch eigene Verhaltensweisen (α), die dem Verhalten nachfolgen. Als Konsequenz des Verhaltens sind eigene Prozesse der Bewertung (β), aber ebenso physiologische Aspekte (γ) für die Aufrechterhaltung von entscheidender Bedeutung. Man denke nur an den raschen Abfall von Merkmalen physiologischer Beeinträchtigung und physiologischer Komponenten von Angst bei Flucht oder Vermeidung.

Makro-Ebene meint verschiedene Abstufungen, die sich in der Regel auf die *Bedingungen* des Verhaltens beziehen. Bei der Analyse des Verhaltens auf Makro-Ebene ist es sinnvoll, zwischen (a) prädisponierenden, (b) auslösenden und (c) aufrechterhaltenden Bedingungen zu unterscheiden. Die einzelnen Bestandteile sind dann jeweils den Bestimmungsstücken *S, O* und *C* zuzuordnen. Auch wenn sich diese Differenzierung nicht immer streng durchhalten lässt und durchaus Überlappungen möglich sind, hat sich die Gliederung als hilfreich herausgestellt.

Prädisponierende Bedingungen. Psychische Störungen entstehen in der Regel auf der Grundlage von Faktoren, die im übertragenen Sinne „den Boden bereiten“. Auf der Grundlage dieser Faktoren können dann auslösende und aufrechterhaltende Bedingungen ihre problematische Wirkung entfalten. Besonders deutlich wird dies bei Posttraumatischen Belastungsstörungen (PTBS): Nicht alle Personen, die ähnlichen traumatischen Bedingungen ausgesetzt waren, entwickeln eine klinisch relevante PTBS. Die Verarbeitung des Ereignisses geschieht vor dem Hintergrund von bisherigen Erfahrungen, die einerseits die Schwelle für eine Störung senken, möglicherweise aber auch erhöhen können (im Sinne von Puffer- oder Resilienzfaktoren). In Stichworten sind u. a. folgende Faktoren zu nennen, die man dem Bereich der prädisponierenden Bedingungen zuordnen kann:

- Umgang der Herkunftsfamilie mit Belastungen und zentralen Bedürfnissen der Person,
- Rolle wichtiger Bezugspersonen (Stützfunktion),
- Erleben von Zuwendung und Unterstützung vs. Erleben von Gewalt in der Familie,

- Thema von Geborgenheit und Sicherheit (z. B. Alkoholproblematik in der Familie, Familienklima),
- Vermittlung von Regeln, im Sinne von: „Das Leben ist unberechenbar!“,
- Erleben von Invalidität in Beziehungen (z. B. Trennung der Eltern),
- Erleben wichtiger Modellpersonen in Richtung von Bewältigung vs. Verunsicherung.

Auslösende Faktoren. Als auslösende Faktoren werden Ereignisse bezeichnet, die dem erstmaligen (oder wiederholten) Auftreten einer psychischen Störung *direkt vorausgehen*. Damit ist über die konkrete Kausalität des Ereignisses noch keine Aussage getroffen. Als Beispiele wären zu nennen:
- Einschneidende Erlebnisse und Erfahrungen, die den Verhaltensablauf unterbrechen und eine Neuorientierung verlangen (zumeist im Sinne von „life events“),
- Schwellensituationen wie etwa konkrete Übergänge in neue Situationen, z. B. Schulwechsel, Veränderungen in familiären oder beruflichen Beziehungen,
- Weichenstellungen (z. B. private oder berufliche Entscheidungen), etc.

Wichtig ist wiederum darauf hinzuweisen, dass diese auslösenden Faktoren eben erst auf der Basis von entsprechenden Verkettungen mit prädisponierenden Bedingungen zum Auftreten von psychischen Störungen führen.

Aufrechterhaltende Faktoren. Viele psychische Beeinträchtigungen sind vorübergehender Natur, d. h. sie bilden sich gegebenenfalls wieder zurück (in der Literatur wird von einer „residualen Abweichung“ gesprochen). Zur *Stabilisierung* kommt es vielfach erst dadurch, dass die Person selbst (auf Mikro-Ebene) oder andere Personen bzw. die Sozietät der Problematik entsprechende Beachtung schenkt. Als mögliche Faktoren sind u. a. zu nennen:
- Aufmerksamkeit und Unterstützung durch Familie und/oder Partner (z. B. bei einer Einschränkung der Kompetenzen),
- Reaktionen der Umgebung bei entwicklungsbedingten Abweichungen (z. B. Stottern bei Kindern oder prädelinquentes Verhalten bei Jugendlichen),
- Abnahme und Übernahme von Aufgaben, die direkt mit der Problematik zu tun haben (z. B. Einkaufen bei einer Agoraphobie, Kochen bei einer Anorexia Nervosa oder Übernahme von Reinigungsritualen bei einer Zwangsstörung),
- Hilfestellung und Mitleid bei chronischen Schmerzen,
- Einweisung in eine Klinik und damit Abgabe von Verantwortung für die Problematik,
- Krankschreibung, Schmerzensgeld, Berentung.

Die genannten Beispiele sind dem Bereich der *operanten Faktoren* (C^+/C^- etc.) zuzuordnen. Sie sind sicherlich nicht so sehr für die Entstehung der Problematik zuständig, ihre enorme Relevanz wird zumeist dann deutlich, wenn entweder auf Seiten der Makro-Ebene Veränderungen in den Konsequenzen vorgenommen werden (z. B. beim Wegfall von Unterstützung für zwanghaftes Kontrollieren) oder wenn sich auf Seiten des Betroffenen Veränderungen in der Problematik abzeichnen (z. B. bei nicht mehr benötigter Unterstützung beim Einkauf oder bei Wiederaufnahme der Berufstätigkeit nach einer Jahre andauernden Beeinträchtigung).

Angaben zur Makro-Ebene lassen sich in der Verhaltensanalyse meist in einigen wenigen Sätzen beschreiben, z. B.:

- „Durch Belastungen in der Familie entstand bei der Patientin eine spezielle Verletzlichkeit für unvorhersehbare Ereignisse",
- „Besonders gravierend wurde dies durch die Flucht in eine Partnerschaft, in der sie wiederum Gewalt in physischer und psychischer Form erlebte",
- „Zur Stabilisierung der Problematik kam es u. a. durch die erlebte Erleichterung und Unterstützung im Frauenhaus und durch das Erleben von Hilfestellung in der Familie einer Freundin."

Auch mit einigen grafischen Schemata lassen sich Zusammenhänge zwischen prädisponierenden, auslösenden und aufrechterhaltenden Faktoren hinsichtlich der Problematik oft gut verdeutlichen. Hier können auch zeitliche und systematische Interaktionen einzelner Problembereiche herausgearbeitet werden (vgl. Abbildung 20). So lassen sich Zusammenhänge zwischen einzelnen Problembereichen und deren Bedingungen gut verdeutlichen. Die Elemente des Modells ebenso wie die Zusammenhänge sollten jedoch nicht als Abbildungen der Wirklichkeit, sondern als hilfreiche *Hypothesen* gesehen werden.

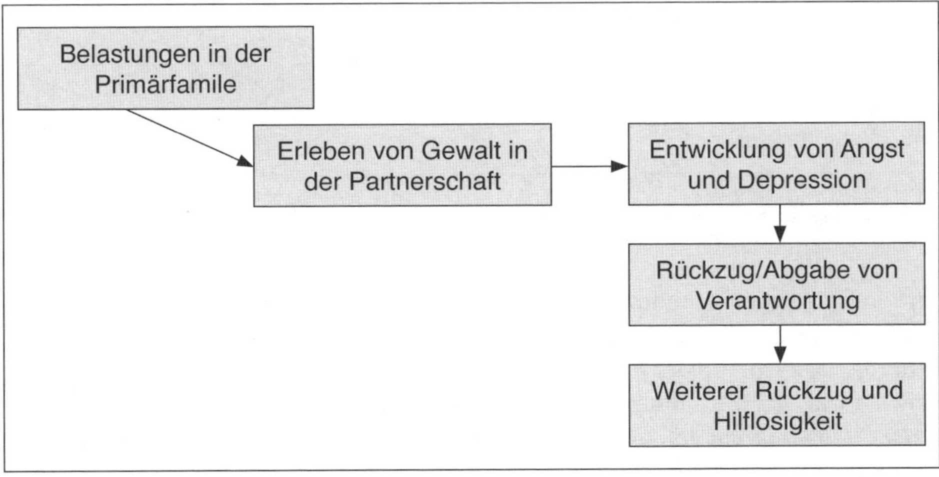

Abbildung 20: Beispiel für die Analyse auf Makro-Ebene

2.5 Analyse von Plänen, Regeln und Schemata

Die bisher beschriebene Analyse des Verhaltens wird häufig auch als „horizontale Verhaltensanalyse“ bezeichnet. Im Grunde geht man davon aus, dass die Beschreibung in der Verhaltensanalyse einen repräsentativen Ausschnitt aus der Verhaltenskette bildet. Seit rund 50 Jahren wird zu Recht darauf verwiesen, dass Verhalten auch durch Ziele und Pläne gesteuert wird, demzufolge spricht man von einer „hierarchischen Struktur des Verhaltens“ (vgl. Miller, Galanter & Pribram, 1960; Bartling et al., 1992; Caspar, 2007; Grawe, 1998).

So wäre zum Beispiel das komplexe Verhaltensmuster morgens um 6.00 Uhr aufzustehen, mit dem Fahrrad zur Universität zu fahren, die Vorlesung um 8.00 Uhr zu besuchen, mit Kommilitoninnen ein Referat vorzubereiten, sich zur Prüfung anzumelden etc. Teil des Plans, zu studieren und einen entsprechenden Abschluss zu erreichen.

In der Planung des Verhaltens (und bei dessen Analyse) können durchaus mehrere Ebenen als relevant angesehen werden. Deutlich wird das an dem in Abbildung 21 dargestellten Schema zur „Vertikalen Analyse“ (Caspar, 2007).

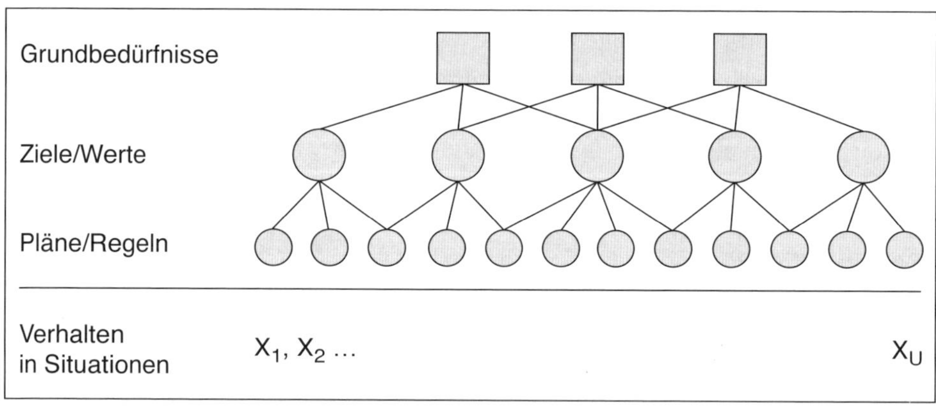

Abbildung 21: Prinzip der Plananalyse (in Anlehnung an Caspar, 2007)

So wie für Alltagsverhalten bereits angesprochen, lässt sich auch pathologisches Verhalten als zumindest z. T. durch Regeln, Pläne und Bedürfnisse gesteuert analysieren. Das Prinzip der *funktionalen Analyse* wird nun analog auf die *vertikale Verhaltensanalyse* angewendet. Dazu bieten sich zwei Zugänge an:

1. *Die Beobachtung von Verhalten in Situationen auf Mikro-Ebene:* Hier werden einzelne Verhaltensweisen gesammelt und es wird nach *funktional ähnlichen* Reaktionen gesucht. Diese Verhaltensweisen (z. B. Bitte an den Partner um Begleitung, Vermeiden von Alleinsein, sozialer Rückzug etc.) können als gemein-

same Strategie der Vermeidung von Angst in sozialen oder öffentlichen Situationen angesehen werden, in denen Blamage entstehen könnte. Auf höherer Ebene dienen die Strategien dem Plan, keine Schwäche zu zeigen, der Aufrechterhaltung des Selbstbildes usw.

2. *Die Analyse von Motiven und Bedürfnissen*: Auf der höchsten Ebene, derjenigen von *Grundbedürfnissen*, muss auf die Analyse von prinzipiellen Zielen und Werten der Person zurückgegriffen werden. Grawe (1998) hat auf der Basis motivations- und bedürfnistheoretischer Modelle verschiedene Grundbedürfnisse benannt, die offenbar für alle Menschen zentral sind (siehe Kasten). Auch und gerade bei Patienten geht es darum, diesen Grundbedürfnissen – aber eben durch pathologisches Verhalten – nachzukommen.

Die Verbindung von horizontaler und vertikaler Verhaltensanalyse bildet die *O-Variable*: Hier, bei der *Analyse der β-Ebene*, fließen die beiden Betrachtungsweisen zusammen. Bei der Analyse der β-Ebene erfolgt eine Beschreibung derjenigen Muster, Erwartungen, Schemata und Regeln, die sich auf der Grundlage der bisherigen Lernerfahrungen herausgebildet haben. Vielfach wird dies auch als „geronnene Lerngeschichte" bezeichnet. Genau hier fließen auch die entsprechenden Elemente aus der Makro-Analyse mit ein. In schematischer Form lässt sich dies wie in Abbildung 22 dargestellt verdeutlichen.

Die Erfassung von Plänen und Bedürfnissen kann auf zwei Wegen erfolgen, zum einen aus der Zusammenfassung von konkreten Verhaltensweisen in Situationen

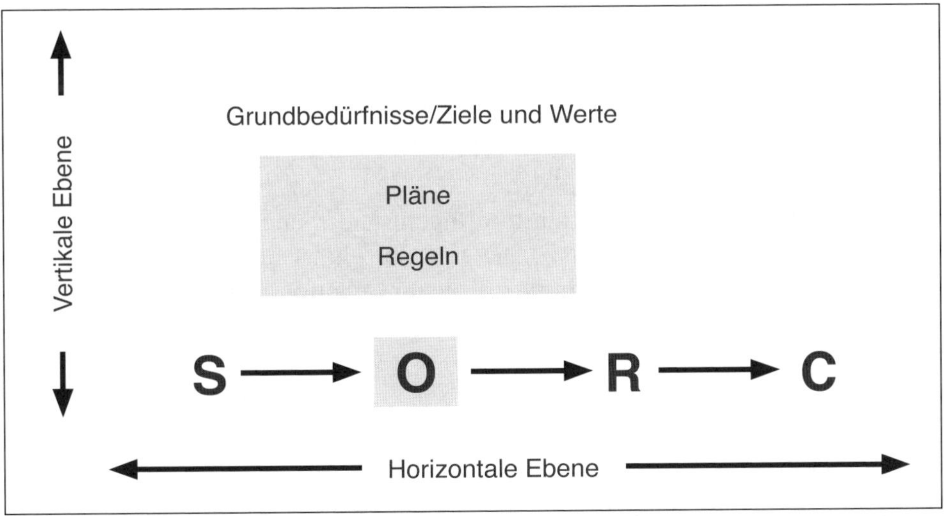

Abbildung 22: Schnittpunkt von horizontaler Ebene (S – O – R – C) und vertikaler Ebene (Analyse von Plänen und Regeln sowie von Grundbedürfnissen, Werten und Zielen einer Person, siehe dazu Kanfer et al., 2012, S. 214)

(„bottom up“) und zum anderen auf der Grundlage von theoretischen Überlegungen („top down“).

Für die erste Variante bietet es sich an, Gemeinsamkeiten zwischen einzelnen Verhaltensweisen zu suchen und daraus Regeln und Ziele zu erschließen. Im Sinne der ersten Variante könnten etwa die Verhaltensweisen „Rückzug aus sozialen Situationen“ und „Verzicht auf Kontakte“ etc. als Ausdruck der Regel „Mach keine Fehler!“ gesehen werden. Dies könnte im Zusammenhang mit biografischen Entwicklungen betrachtet werden, in deren Verlauf Fehler immer bestraft wurden. Die Verhaltensweisen dienen damit dem Plan, Situationen zu vermeiden, in denen Scheitern oder Fehler möglich sind, sie erfüllen damit das Grundbedürfnis nach Sicherheit und Stabilisierung des Selbstwertes.

Im Sinne der zweiten Variante kann auf relevante Theorien der Motivation hinsichtlich der Analyse zentraler menschlicher Bedürfnisse verwiesen werden (vgl. Grawe, 1998): Demnach sind für Menschen folgende *allgemeinen Bedürfnisse* relevant:

Allgemeine Bedürfnisse nach Grawe (1998):

- Orientierung und Kontrolle
- Lustgewinn/Unlustvermeidung
- Bindung
- Selbstwerterhöhung

Menschen achten in besonderer Weise auf eine *Konsistenz* des eigenen Verhaltens mit diesen Grundbedürfnissen: Eine Person mit den zuvor erwähnten Verhaltensweisen etwa versucht dem Bedürfnis nach Selbstsicherheit dadurch nachzukommen, dass Situationen vermieden werden, in denen das Risiko des Scheiterns auch nur ansatzweise erkennbar wäre – oder von der Person vor dem Hintergrund ihrer Biografie (siehe β-Ebene) auch nur erwartet wird.

In der neueren Forschung werden die Regeln und Pläne auf unterschiedlicher Ebene oft pauschal als *Schemata* bezeichnet. Ganz konsequent beinhaltet der therapeutische Ansatz der Veränderung problematischen Verhaltens auch eine Modifikation dieser zentralen kognitiven Muster und wird als „Schematherapie“ bezeichnet.

Die Analyse übergeordneter Muster des Verhaltens kann durchaus als sinnvoll bezeichnet werden. Wichtig ist zu beachten, dass

1. die Benennung der Schemata immer als *hypothetisch* anzusehen ist und
2. die Benennung problematisch wird, wenn eine Art *Reifikation* erfolgt. Schemata sind Konstrukte, die zur Erklärung dienen können. Sie sind nicht als Wirklichkeiten anzusehen, andernfalls besteht die Gefahr des Rückgriffs auf internale Konstrukte im Sinne von Trait-Modellen.

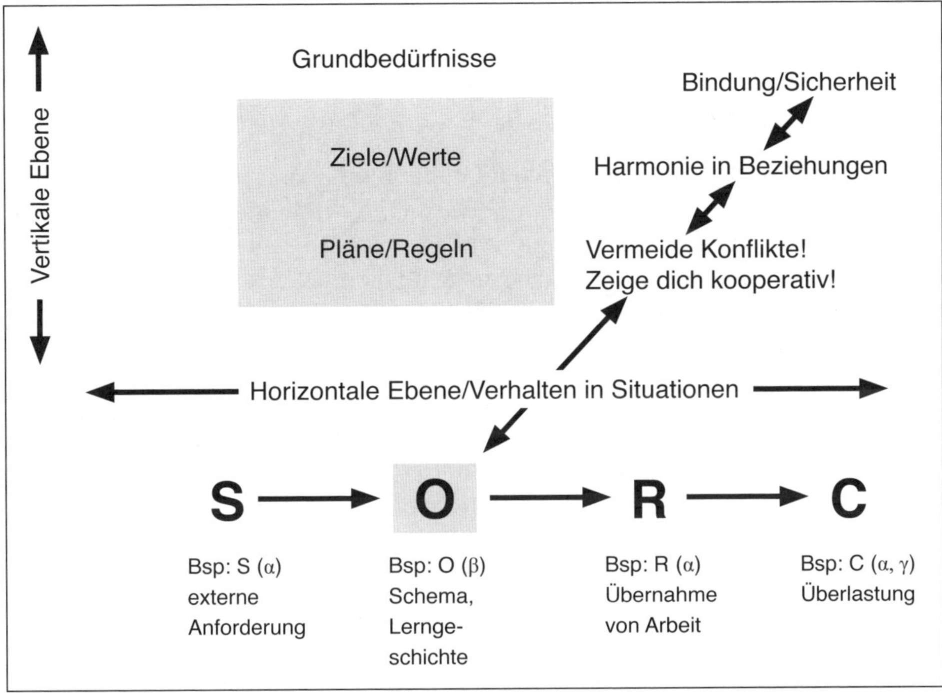

Abbildung 23: Beispiel für eine vertikale Analyse: Das konkrete Verhalten in Situationen (R, α) steht unter Kontrolle externer Stimuli ebenso wie von lerngeschichtlichen Schemata. Darüber hinaus steuern Grundbedürfnisse und die damit verbundenen Werte, Pläne und Regeln das konkrete Verhalten.

Bedeutsam an diesem Ansatz ist u. a. der Aspekt, dass ohne eine Veränderung übergeordneter kognitiver Muster auch eine Modifikation von konkreten pathologischen Verhaltensweisen sehr schwierig sein wird: Die exemplarisch erwähnte selbstunsichere Person wird im Rahmen eines auf die Verhaltensebene beschränkten Selbstsicherheitstrainings vielleicht verschiedene selbstsichere Verhaltensweisen einüben; ohne die Veränderung zentraler Schemata (A. Beck, M. Seligman oder A. Ellis hätten von „zentralen dysfunktionalen beliefs" gesprochen) ist aber kaum eine stabile Veränderung zu erwarten. Nicht ohne Grund haben eben führende Vertreter der kognitiven Therapie an die erste Stelle der therapeutischen Möglichkeiten Strategien gestellt, in denen es um die Veränderung von Merkmalen des *Verhaltens* geht. *Schemata* sind damit als *kognitive Konstrukte* anzusehen, die ihre funktionale Relevanz auf das menschliche Verhalten durch ihre biografische Vernetzung einerseits und durch ihren Zusammenhang mit individuellen Grundbedürfnissen besitzen.

Aus diesem Grunde sollte moderne kognitive Verhaltenstherapie immer beide Ebenen einbeziehen: zum einen die Komponente der konsequenten *Übung* auf der Ebene des *Verhaltens* und zum anderen die Ebene der Umstrukturierung dysfunktionaler kognitiver Muster durch direkte *kognitive Intervention*.

Die im Kasten auf Seite 62 genannten Grundbedürfnisse nach Grawe sind ausgesprochen allgemein gehalten. Zur Erfassung der individuellen Relevanz von Bedürfnissen bietet sich die *Analyse von Zielen und Werten* in besonderer Weise an. Zu berücksichtigen ist dabei, dass manche dieser Werte für Menschen nicht direkt zugänglich sind, sie sind sozusagen „unbewusst" oder „versteckt" hinter oft pathologischen Verhaltensmustern.

Zur Erfassung von zumeist *impliziten Regeln und Plänen* einer Person bieten sich aus der Sicht der Praxis der vertikalen Verhaltensanalyse folgende Möglichkeiten:

1. *Genaue Beobachtung von Verhalten auf der α-, der β- und der γ- Ebene:* Hier ist es besonders wichtig, gegebenenfalls Muster von Verhaltensweisen auf den unterschiedlichen Ebenen zu registrieren.
2. *Analyse von Regeln:* Die einzelnen Verhaltensweisen können zu Regeln und Plänen zusammengefasst werden; Regeln sind allgemeine Vorgaben, konkrete Anleitungen für Verhalten in unterschiedlichen Situationen. Besonders charakteristisch für solche Regeln ist, dass sie immer mit Rufzeichen versehen werden können (z. B.: „Sag immer die Wahrheit! Mach keine Fehler!").
3. Die *Analyse des Wertesystems* einer Person erfolgt durch die Betrachtung allgemeiner Lebensziele der Person. Kennzeichen der Ziele ist, dass sie sich nicht empirisch, sondern nur normativ begründen lassen (z. B.: Perfektionismus, Leistung). Die Analyse von Werten und Zielen kann auf verschiedenen Wegen erfolgen:
   Themen, die für Menschen zentrale Relevanz haben, können von Therapeuten durch die Analyse von Zielen erfasst werden (siehe Kanfer et al., 2012, S. 381 ff.): Verschiedene *Metaphern* und *Übungen* können dabei ebenso hilfreich sein wie allgemeine Listen von Werten und Zielen, aus denen dann individuelle Werte erfasst werden. Auch der Versuch der Erstellung einer Werte-Pyramide, in der unterschiedlich relevante Werte und Bedürfnisse zusammengetragen werden, kann hilfreich sein. Auf diese Weise können Ziele und Werte von Patienten nicht nur spekulativ erschlossen, sondern möglichst konkret erfasst werden.

Aus der vertikalen Analyse ergeben sich in ganz praktischer Hinsicht auch wichtige Hinweise auf mögliche *Konflikte* zwischen den einzelnen Ebenen in der Steuerung menschlichen Verhaltens: So können die Ziele Leistung und Erfolg durchaus in Konflikt mit den Zielen von Gesundheit und Wohlbefinden stehen. Die Ziele Leistung und Erfolg können auch mit Regeln und Plänen in Konflikt geraten, etwa mit den Regeln: „Nimm dir Zeit für die Familie!" oder „Sei ein guter Freund!". Dass sich damit auch konkrete Konflikte in Bezug auf einzelne Verhaltensweisen ergeben, liegt auf der Hand. So kann etwa der Plan, eine gute Studienleistung zu erbringen, aus dem Beispiel zu Beginn dieses Kapitels sowohl mit einem anderen Plan in Konflikt stehen (z. B. Ich möchte mich erholen!), als auch mit konkreten Verhaltensweisen, etwa sportlichen oder genussreichen Freizeitaktivitäten.

Der Schnittpunkt von horizontaler und vertikaler Analyse des Verhaltens wurde als ein Aspekt der Verankerung des Konstrukts der *Persönlichkeit* aus kognitiv-verhaltenstherapeutischer Perspektive bezeichnet. Verhalten wird demnach nicht in jeder Situation neu konstituiert: Auf ähnliche Situationen reagieren Personen mit ganz ähnlichen Mustern. Dies wurde in der modernen Persönlichkeitstheorie auch als *Interaktionismus* bezeichnet und meint die Tatsache, dass sich konkretes Verhalten in engem Zusammenhang mit komplexen Situationen konstituiert (vgl. Mischel, Shoda & Smith, 2003).

Unter dieser Perspektive ist es auch nicht mehr notwendig, an einem Gegensatz der Veränderung von Verhalten einerseits und Persönlichkeit andererseits festzuhalten: Persönlichkeit ist als komplexes System von Verhalten und Verhaltensdispositionen in Interaktion mit (sozialen) Situationen aufzufassen. Das heißt aber auch, dass Veränderung von Verhalten (etwa im Rahmen von Psychotherapie) eine Veränderung von Persönlichkeit beinhaltet, weil damit auch das Gefüge von Situationen und Verhaltensmustern eine Veränderung erfährt. Aus diesem Grund ist auch die vielfach geführte Diskussion um die Frage der Veränderung von Verhalten einerseits und von Persönlichkeit andererseits nicht sinnvoll – sie hängt im Wesentlichen davon ab, was man unter *Persönlichkeit* verstehen will.

2.6 Beispiel einer Verhaltensanalyse

„Exemplum docet, exempla obscurant."
Heimito von Doderer: Die Strudlhofstiege

Im Folgenden werden die einzelnen Elemente der Verhaltensanalyse anhand eines Beispiels aus der Praxis des Autors verdeutlicht. Es ist selbstverständlich, dass eine Veränderung von unwesentlichen Details vorgenommen wurde, sodass eine Anonymisierung gewährleistet ist.

Biografische Vorinformationen

Frau L. ist 29 Jahre alt, verheiratet, ohne Kinder, in einer leitenden Position in einem Großbetrieb tätig. Sie lebt mit ihrem Mann in einer mittelgroßen Stadt, in einem Haus der Familie ihres Mannes. Frau L. bezeichnet ihre Lebenssituation – abgesehen von der Problematik – als im Prinzip ausgesprochen befriedigend.

Anlass der Vorstellung beim Psychotherapeuten ist eine unklare körperliche Problematik mit vielen Beschwerden, für die im Rahmen von ausführlichen somatischen Untersuchungen keine Erklärungen gefunden werden konnten. Dazu kommen verschiedene Ängste, die sich auf unterschiedliche Bereiche beziehen, und eine depressive Verstimmung mit Rückzugsverhalten speziell wegen dieser ausweglosen Situation.

Klärung von Eingangsfragen

Einleitend sollten folgende Fragen geklärt werden:

1. *Weshalb kommt die Patientin gerade zu diesem Zeitpunkt zur Therapie (... und nicht früher oder später)?* Die Problematik hat nach Angaben der Patientin vor ca. 3 Jahren relativ plötzlich begonnen. Sehr belastend wird die Situation speziell im beruflichen Kontext, weil sie durch viele Fehlzeiten, auch wegen diverser Arztbesuche und Krankenhausaufenthalte, in ihrem Betrieb mit Schwierigkeiten konfrontiert ist. Hier besteht deshalb dringender Handlungsbedarf.
2. *Weshalb kommt die Patientin gerade zu mir?* Die Patientin hatte eine Reihe von ärztlichen Konsultationen absolviert, dabei wurde immer wieder nach Ursachen ihrer diffusen körperlichen Beschwerden gesucht. Ein mit unserer Einrichtung kooperierender Internist macht Frau L. auf eine psychische Komponente ihrer Problematik aufmerksam; dieser Arzt hatte mit einschlägigen Überweisungen bereits gute Erfahrungen gemacht und konnte die Patientin entsprechend motivieren.
3. *Worin besteht die Präsentiersymptomatik?* Frau L. schildert im Erstkontakt sehr detailliert ihre verschiedenen körperlichen Beschwerden. Sie verweist auf körperliche Befunde, die für sie bisher wenig aufschlussreich waren. Wesentliches Ziel für Frau L. ist, eine Erklärung für diese Symptomatik zu finden, die eine massive Beeinträchtigung ihres beruflichen und privaten Lebens bedeutet.

Die Beschreibung der Problematik von Frau L. folgt dem in den vorherigen Kapiteln dargestellten Schema von (1) Verhaltensanalyse, (2) Zielbestimmung und (3) Therapieplanung.

2.6.1 Verhaltensanalyse – Frau L.

Beschreibung der Problematik

Frau L. schildert eine Reihe von Problemen, die unterschiedlichen Ebenen zuzuordnen sind:

- *Ebene des Verhaltens (α):* Vermeidung von konkreten Situationen wie Menschenmengen, Autofahrten, Verwendung von Sicherheitssignalen, z. B. Medikamente, häufige Arztbesuche, Rückversicherungen beim Partner und bei Arbeitskollegen etc.

- *Ebene der Kognitionen (β):* Angst umzufallen, ohnmächtig zu werden, zu erbrechen, Angst vor der Angst, Angst vor dem Wiederauftreten der körperlichen Beschwerden, Angst vor dem Tod, Angst davor, den Verstand zu verlieren, Angst zu versagen etc. Angst vor einer ganzen Reihe von Situationen. Zusätzlich gedankliche Schemata wie „Ich darf nicht schwach sein!", „Ich könnte mich blamieren.", „Was denken die anderen?", „Das wird nie besser werden, ich bin ein hoffnungsloser Fall!" und Angst vor einer Krankheit, die niemand erkannt hat.
- *Ebene der Physiologie (γ):* Schwindelgefühle, Kopfschmerzen, Übelkeit, Brennen im Nacken, Herzklopfen, Druck auf den Augen etc.

Die folgende Beschreibung liefert einen charakteristischen Ausschnitt ihrer Schilderungen:

„Ich bin im Wohnzimmer beim Fernsehen eingeschlafen, bin plötzlich aufgeschreckt; ich war allein im Haus. Ich spüre Flimmern vor den Augen, Übelkeit, Druck im Plexus, Herzklopfen, Brennen im Nacken, ein Gefühl nahender Ohnmacht. Dann habe ich das Fenster geöffnet, frische Luft geatmet. Habe dann sehr schlecht geschlafen; mit Kopfschmerzen aufgewacht und am Morgen den Mann angerufen. Bin auch sofort zum Arzt gegangen. Hier wurde ein EKG geschrieben. Ich habe eine Beruhigungsspritze bekommen und wurde ein paar Tage krankgeschrieben."

Frau L. schildert *Schwankungen in der Problematik* in den vergangenen drei Jahren: Besonders schlimm ist der Zustand offenbar in Zeiten großer Hektik in der Firma. Eine Phase, etwa ein halbes Jahr vor Beginn der Therapie, schildert sie als deutlich besser: Hier hatte sie mit ihrem Mann und dessen Familie Urlaub gemacht. Sowohl im Urlaub als auch einige Wochen danach seien die Beschwerden in den Hintergrund getreten.

Grad der Beeinträchtigung: Frau L. hat mehrere Jahre versucht, mit ärztlicher und familiärer Hilfe ihre Beschwerden zu bewältigen. Mittlerweile besteht eine so deutliche Beeinträchtigung, dass die Gefahr des Verlustes des Arbeitsplatzes besteht. Speziell auch die subjektive Hilflosigkeit angesichts der komplexen und nicht zu kontrollierenden Beschwerden stellt für die Patientin den Anlass zum Aufsuchen einer Psychotherapie dar.

Ressourcen: Frau L. beschreibt eine stabile partnerschaftliche Beziehung. Sie ist mit ihrer beruflichen und finanziellen Situation zufrieden; als Ausgleich für Belastungen dienen Reisen, Sport (Mountainbike) und kulturelle Interessen. Bemerkenswert sind auch die bisherigen Versuche der Patientin, mit ihrer Problematik besser zurechtzukommen: Hier hat sie u. a. das Rauchen aufgegeben, versucht, schwierige Situationen so lange wie möglich auszuhalten, betreibt nach wie vor Sport, nutzt aber auch problematische Sicherheitssignale, die ihre Problematik eher verfestigen (z. B. Hausmittel, Mitnahme von Medikamenten, ständige Erreichbarkeit am Handy etc.).

Situative Bedingungen

Für die Problematik von Frau L. gibt es eine Reihe von benennbaren situativen und kognitiven Auslösern, vielfach kommen die Beschwerden auch „aus heiterem Himmel“. Frau L. nennt Menschenansammlungen, volle Geschäfte (speziell wenn sie sich nicht in der Nähe des Ausgangs befindet), volle und laute Lokale, Fahrstühle, in der Schlange stehen, Stresssituationen im Büro usw. Gedankliche Auslöser sind die Angst, sich zu blamieren, wenn man umfällt, Angst davor, in einer Situation zu sterben, zu ersticken („Ich bin doch noch so jung!“). Es besteht auch Angst vor dem erneuten Auftreten der Symptomatik, speziell betreffend Gefühle der Ohnmacht, den Verlust der Selbstkontrolle, im Leben zu versagen, Angst davor was andere Personen von ihr denken könnten usw.

Viele der Beschwerden von Frau L. sind nicht an erkennbare Auslöser gekoppelt, z. B. Angstanfälle, die sie in der Nacht erlebt, auch in entspannten Situationen, beim Lesen etc. Dies macht die Problematik besonders beeinträchtigend, weil sie keinerlei Kontrolle über diese Beschwerden hat.

Erfassung des Selbstregulationssystems

Bei Frau L. bestehen auf *somatischer Ebene* (γ) keine gravierenden Beeinträchtigungen. Kardiologische und internistische Befunde können als unproblematisch bezeichnet werden.

Zur Bewältigung der Problematik setzt die Patientin u. a. verschiedene Hausmittel ein (Franzbranntwein zum Einreiben). Zusätzlich nimmt sie seit mehreren Jahren auch vom Arzt verschriebenen Medikamente ein (Benzodiazepine), diese wurden mit Beginn der Therapie abgesetzt. Auf ärztlichen Rat hin hat Frau L. auch mit dem Rauchen aufgehört.

Auf der Ebene *kognitiver Muster* (β) bestehen bei Frau L. verschiedene Schemata, die durch ihre Biografie, z. T. aber auch durch die Erfahrungen im Verlauf ihrer Problematik, vermittelt wurden: Zentrale Sätze waren: „Du darfst keine Fehler machen!“ „Du darfst keine Schwächen zeigen!“ „Du darfst dich nicht blamieren!“ „Du solltest niemandem zur Last fallen!“, aber auch „Was denken die anderen von dir?“ „Ich muss mir selbst helfen!“ „Niemand versteht meine Krankheit.“ „Ich bin ein besonders schwieriger Fall.“

Konsequenzen des Verhaltens

Als sofortige Konsequenzen des (Vermeidungs-)Verhaltens sind zum einen eine unmittelbare Reduktion der erwarteten Angst (negative Verstärkung, $\not{C}^{-}$) zu nennen, zum anderen eine Entlastung von Aufgaben, insbesondere im beruflichen Kontext (ebenfalls negative Verstärkung, $\not{C}^{-}$). Auf der Ebene der Partnerschaft erhält die Patientin unmittelbare Zuwendung, auch eine Kollegin in ihrem Betrieb zeigt viel Verständnis für die Situation von Frau L. wegen eigener ähnlicher Beschwerden (Aspekte positiver Verstärkung, C^+). Die Zuwendung des Ehemannes trägt wenig zur Lösung der Problematik bei, wenn er beispielsweise der Partnerin vermittelt, sie möge sich angesichts dieser Beschwerden „zusammenreißen". Eine besonderer Rolle spielt auch das ärztliche System: Die notwendigen somatischen Befunde tragen zwar ganz kurzfristig zur Beruhigung bei (C^+ und $\not{C}^-$), sie halten jedoch die Befürchtung einer Erkrankung weiter aufrecht und stellen langfristig weiterhin Anhaltspunkte für eine gravierende Verunsicherung der Patientin dar.

Gerade diese langfristigen Konsequenzen hinsichtlich der eigenen Problematik und den möglichen Verlust des Arbeitsplatzes betreffend sind für Frau L. Motivation, nach Hilfe im psychotherapeutischen System zu suchen. Darüber hinaus erwartet sie eine Verbesserung ihrer Situation im Alltag (Beruf, Einkaufen, Freizeit etc.), ihre Einschränkungen sind nicht mit ihrem Selbstbild als gesunde, erwachsene und leistungsfähige Frau kompatibel.

Hypothetisches Bedingungsmodell

Frau L. schildert als Beginn ihrer Symptomatik einen Panikanfall im Anschluss an eine sehr anstrengende Flugreise: Temperaturunterschiede, der anstrengende Flug, eine körperliche Schwächung und die Anstrengungen des beruflichen Aufenthaltes führten in der Gepäckwarteschlange zu einem Ohnmachtsanfall: Sie spürte Druck auf den Augen, Schwäche in den Beinen, massive Übelkeit, Kopfschmerzen, Schmerzen im Brustbereich, Schwindelgefühle etc. Sie konnte gerade noch eine Sitzmöglichkeit erreichen, wurde vom Rettungspersonal unmittelbar in einen Krankenwagen und zur Abklärung ins Krankenhaus gebracht. Sie hat von dort ihren Mann angerufen; er hat sie mit dem Auto abgeholt und sie wurde zur weiteren Beobachtung in das örtliche Krankenhaus aufgenommen.

Die *Entstehung der Problematik* lässt sich vor einem lerntheoretisch-kognitiven Hintergrund wie in Abbildung 24 dargestellt skizzieren.

Ein erster Panikanfall der Patientin ist im Prinzip gut durch das Prinzip der klassischen Konditionierung erklärbar: Massive Belastungen führen angesichts einer vorausgehenden Schwächung des Organismus zu einer unkonditionierten Reaktion, speziell auf körperlicher Ebene (Symptomatik, siehe oben). Die von der Patientin erlebte Belastungssituation ist mit einer Reihe von externen und internen Reizen (CS) verbunden und wird wegen des besonders bedrohlichen Erlebens bereits durch eine einmalige Koppelung mit dem ursprünglich auslösenden Reiz selbst zum Auslöser für eine konditionierte emotionale Reaktion (CR, ebenfalls auf mehreren Ebenen).

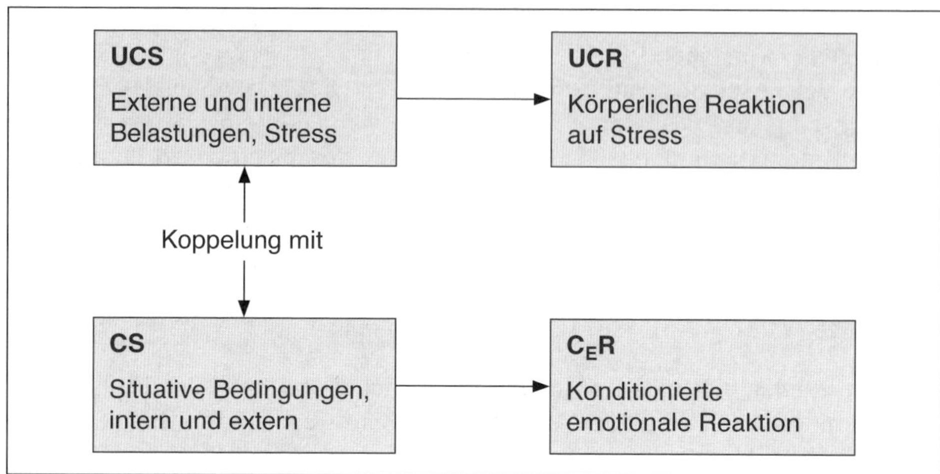

Abbildung 24: Prinzip des klassischen Konditionierens als Modell für die Entstehung der Problematik (entspricht dem ersten Faktor des Zwei-Faktoren-Modells)

Nach rein lerntheoretischen Prinzipien ist die Genese von Angst durch ein einmaliges belastendes (traumatisches) Erleben kaum befriedigend erklärbar. Eine besondere Rolle spielen dabei Merkmale des Selbstregulationssystems sowie kognitive Merkmale der erlebten Hilflosigkeit und der Vernetzung mit dem eigenen Belief-System: Man mag dies im Sinne eines Netzwerkes (sensu P. Lang), der Kongruenz mit eigenen Erfahrungen (sensu K. Grawe) oder auch hinsichtlich der Erwartungen und Schemata (sensu A. Bandura) einordnen.

Von besonderer Bedeutung für die *Aufrechterhaltung der Problematik* ist ein weiterer Faktor, nämlich die Tatsache, dass die angeführten situativen Bedingungen (CS) zu Hinweisreizen für eine reale oder auch nur erwartete (!) aversive emotionale Reaktion werden (CR). Lernen besteht aus einer raschen Orientierung des Organismus in einer komplexen Umgebung und so gesehen stellen externe Hinweisreize (z. B. Schlange stehen, Menschenmengen usw.) ebenso bedeutsame Signale dar wie interne Zustände (z. B. Wahrnehmung des Herzschlages, Schwitzen, Flimmern vor den Augen etc.). Schematisch wird dies in Abbildung 25 gezeigt.

Die Flucht- bzw. Vermeidungsreaktion setzt in der Regel sehr rasch – bei Vermeidung sogar in Antizipation – einer erwarteten aversiven Konsequenz ein, was zu einer unmittelbaren negativen Verstärkung (d. h. zum Ausbleiben eines aversiven Zustandes) führt. Das angeführte Modell bildet eine Anwendung des *Zwei-Faktoren-Modells*, wonach für die Entstehung von Angst- und Vermeidungsreaktionen im ersten Faktor eine klassische Konditionierung und im zweiten Faktor eine operante Konditionierung verantwortlich ist.

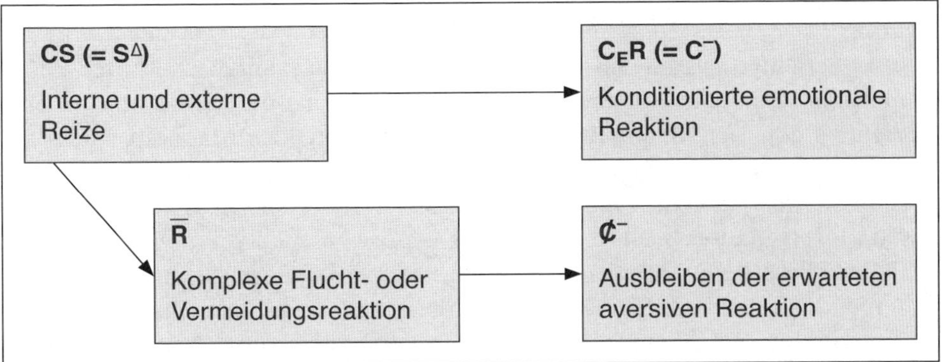

Abbildung 25: Prinzip des operanten Konditionierens als Modell für die Aufrechterhaltung der Problematik (entspricht dem zweiten Faktor des Zwei-Faktoren-Modells)

Versucht man sich an einer Zusammenfassung aufrechterhaltender Faktoren für die Problematik von Frau L. in einem hypothetischen Bedingungsmodell, so können (ausschnitthaft) die in Abbildung 26 dargestellten Elemente benannt werden.

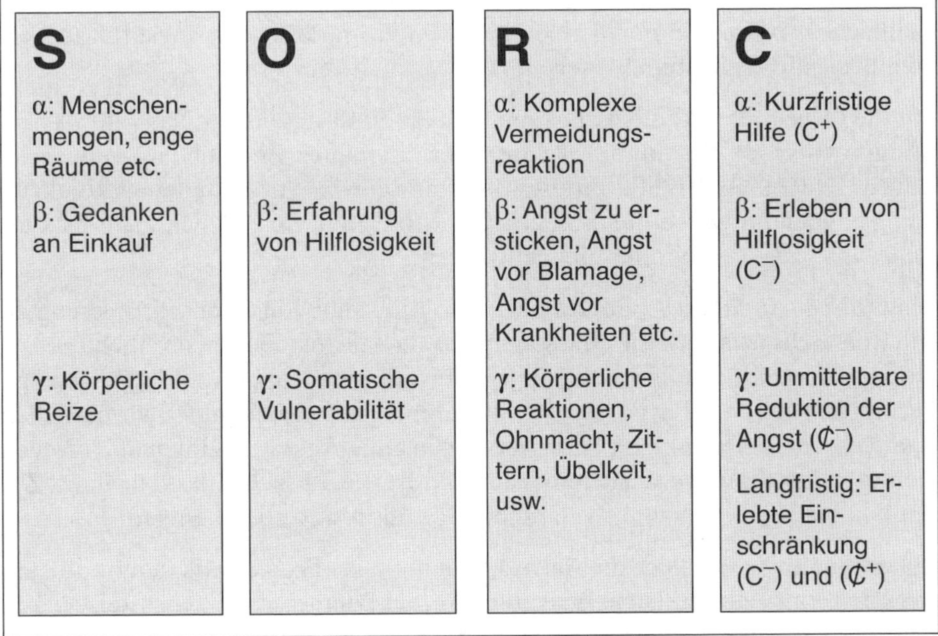

Abbildung 26: Schema der funktionalen Analyse der Problematik von Frau L. (Auswahl von einigen wichtigen Elementen der Problematik und von einigen Bedingungen)

Hinweise aus Genese und Entwicklung der Problematik

Frau L. berichtet, dass sie als Einzelkind einer alleinerziehenden Mutter aufgewachsen ist. Im sechsten Lebensjahr der Patientin ging die Mutter eine erneute Beziehung ein. Der Mann wies offenbar ein gravierendes Alkoholproblem auf und die Patientin erlebte daraufhin eine Phase, die geprägt von vielen Konflikten und Streitereien in der Familie war. Hier entwickelte sie ein Muster von Rückzug und Resignation, weil der Stiefvater kaum berechenbar war; sie berichtet auch von körperlichen Angriffen (Schläge, Ohrfeigen), denen sie nur durch Stillhalten entkommen konnte. Zum Zwecke der Berufsausbildung lebte die Patientin dann im Internat. Hier schildert sie sich als Einzelgängerin, die nie viele Kontakte oder Freundinnen hatte.

Durch ihre gute Berufsausbildung und entsprechenden Ehrgeiz konnte sie in ihrer Firma eine gute und anerkannte Position erreichen; hier lernte sie auch ihren späteren Ehemann kennen. Bei beiden besteht auch deutlicher Kinderwunsch, dies ist für Frau L. allerdings erst denkbar, wenn sie mit ihrer Problematik besser zurechtkommt („In meiner Situation wäre ein Kind unmöglich!").

Als wichtige Situation schildert Frau L. eine Situation, als sie zur körperlichen Abklärung im Krankenhaus war: Hier lag sie mit einer Patientin im Zimmer, die unter starkem Asthma litt. Frau L. hörte u. a. während der Nacht die Anfälle der Bettnachbarin, was bei ihr zu einer massiven Verstärkung der Angst führte („So könnte es mir auch einmal ergehen!").

Für die Genese der Problematik kann man als Hintergrund durchaus auf das Erleben von Verunsicherung im Rahmen der kindlichen Entwicklung verweisen. Zudem fehlten Modelle für die Bewältigung schwieriger Situationen. Rückzug und Vermeidung waren die wesentlichen Strategien. So gesehen kann dies als *Phase der Vulnerabilität* bezeichnet werden.

Als *kritische Situation* schildert Frau L. die Rückkehr von einer sehr anstrengenden Reise. Damals hatte sie eine starke, aus ihrer Sicht lebensbedrohliche Belastung und Einschränkung erlebt und eine erste Episode massiver Angst gezeigt. Dieses Erleben von Panik, speziell zusammen mit gravierenden körperlichen Symptomen, führte bei Frau L. zu Versuchen einer Abklärung im medizinischen Kontext. Besonders verunsichernd war und ist die Tatsache, dass für ihren Zustand keine klare medizinische Grundlage gefunden werden konnte.

Relativ eindeutig lässt sich die Aufrechterhaltung der Problematik durch antizipatorische Vermeidung erklären: Eine große Anzahl externer und interner Reize haben Hinweischarakter auf eine mögliche komplexe Angstreaktion (C^-). Dies ist schon von der Erwartung her für die Patientin so unangenehm, dass sie im Vorfeld solche Situationen vermeidet und das unmittelbare Ausbleiben der erwarteten aversiven Reaktion erlebt (negative Verstärkung, $\not{C}^-$). Die erlebte Einschränkung (C^-)

und der Verlust positiver Konsequenzen ($\not{C}^{+}$) werden nicht unmittelbar relevant für das Verhalten; diese langfristigen Konsequenzen führen eben zum Versuch einer Lösung der Problematik über den Weg therapeutischer Hilfestellung.

Frau L. berichtet für die vergangenen Jahre mehrere ähnliche Erlebnisse, z. T. kamen die Panikanfälle „aus heiterem Himmel", immer begleitet von massiven körperlichen Reaktionen. Aus diesem Grund kann von einem *wiederholten Lernprozess* ausgegangen werden, bei dem die Patientin die Erfahrung gemacht hat, dass sie der Situation hilflos ausgeliefert ist. Die Gemeinsamkeit dieser Situationen besteht weniger in einer Stimulusgeneralisierung als in dem Umstand, dass die Patientin in verschiedenen Situationen Hilflosigkeit erlebt bzw. Peinlichkeit und das Gefühl der Blamage vor anderen Personen.

Zusätzlich zu diesen Lernprozessen der Assoziation von Angsterleben mit externen und internen Situationen muss der biografische Hintergrund in Rechnung gestellt werden: Hier entwickelte die Patientin in Situationen der Unsicherheit eine Strategie des Stillhaltens und des Rückzugs. Frau L. berichtete, dass Sie bei Auseinandersetzungen der Eltern immer wieder die Funktion eines „Prellbocks" übernehmen musste.

Mit zur Stabilisierung der Problematik beigetragen mag auch haben, dass die Patientin im Krankenhaus am Modell einer Mitpatientin mitbekommen hatte, dass Atemprobleme durchaus sehr beeinträchtigend und mit der Gefahr zu sterben verbunden sein können.

In kognitiver Hinsicht muss auch noch auf den problematischen Umgang mit den Beschwerden im medizinischen und sozialen System verwiesen werden: Hinweise auf eine „nicht geklärte Ursache" stellen eine dauerhafte Verunsicherung der Patientin dar; dies bildet einen problematischen Nährboden für Vermutungen über die Gefährlichkeit eigener Reaktionen. Mit der mehrfach geäußerten Diagnose „Vegetative Dystonie" konnte die Patientin wenig anfangen, im Gegenteil: Dies bedeutete für sie weiterhin die Vermutung, an einer schweren, nicht erkannten Krankheit zu leiden.

Als ausgesprochen belastend wird von der Patientin der Umstand beschrieben, dass sie deutliche *Schwankungen* ihres Zustandes erlebt: Diese Schwankungen erfährt sie darüber hinaus als weitgehend unabhängig von eigenen Bemühungen, etwa dass sie aufgehört hat zu rauchen oder dass sie Zuwendung von ihrem Partner bekommt usw.

Das dargestellte hypothetische Bedingungsmodell skizziert lediglich einige zentrale Elemente, die für die Aufrechterhaltung der Problematik relevant sein könnten – auf den Umstand, dass es sich jeweils nur um *Hypothesen* handelt, wurde mehrfach verwiesen. Das Modell bildet auch eine Art Raster für zusätzliche Informationen, die im Laufe der Datenerhebung eingeholt werden.

Erfassung der Attributionen der Patientin

Frau L. hat trotz einer relativ kurzen Dauer der Problematik eine Odyssee an medizinischen Untersuchungen hinter sich. Sie hält im Prinzip nach wie vor an einem Modell der organischen Verursachung fest. Auch als der sehr verständnisvolle Internist sie zur Psychotherapie überweist, ist sie ausgesprochen skeptisch, will aber diesen Strohhalm einer möglichen Hilfestellung ergreifen. Ihre Attributionen hinsichtlich der Entstehung der Problematik folgen einem Muster, das so nicht zu widerlegen ist: Zum Ersten meint sie, bei ihr läge eine so schwerwiegende und komplizierte Erkrankung vor, dass sogar ausgiebige Untersuchungen bisher zu keinem Ergebnis geführt haben. Zum Zweiten klammert sie sich an marginale Befunde, die letztlich bei jedem Menschen zu finden sind, etwa minimale Abweichungen im EKG, leicht veränderte Leberwerte oder Blutbefunde, die jedoch im Rahmen von zufälligen Schwankungen liegen. Letztlich äußert sie dem Therapeuten gegenüber den Verdacht, bei ihr lägen durchaus eine Reihe von schwerwiegenden Diagnosen vor, die Ärzte wollten sie aber vor dem Hintergrund ihres angeschlagenen psychischen Zustandes schonen und ihr die Ursache ihrer Erkrankung nicht mitteilen.

Ähnlich wie bei vielen Betroffenen mit psychischen Störungen war es auch bei Frau L. wichtig, die Attributionen durchaus ernst zu nehmen. Bei der Vermittlung eines plausiblen Ätiologie- und Therapiemodells mussten der Patientin allerdings Prinzipien von psycho-physiologischen Zusammenhängen vermittelt werden, um die Chance der Veränderung ihrer Beschwerden durch eine Intervention auf Verhaltens- und kognitiver Ebene überhaupt erst in den Bereich des Möglichen zu rücken (vgl. Motivation zur Veränderung, S. 75).

2.6.2 Zielbestimmung – Frau L.

Die Ziele der Veränderung ergeben sich *nicht* direkt aus der Analyse des Verhaltens, weil in die Zielbestimmung immer auch normative Komponenten eingehen.

Analyse der sozialen Rahmenbedingungen

Therapeutische Veränderung bedeutet immer einen Eingriff auf ein soziales System. Auf Makro-Ebene spielen diese Faktoren in der Aufrechterhaltung der Problematik eine bedeutsame Rolle.

Frau L. lebt in einer stabilen Partnerschaft, hier erhält sie auch unmittelbare Unterstützung und Zuwendung in Phasen körperlicher und psychischer Beschwerden. Relevant ist zudem der Umstand, dass die Patientin in beruflicher Hinsicht eine sehr erfolgreiche Karriere aufzuweisen hat, die durch ihre Problematik infrage gestellt wird.

Die Bezüge zur Primärfamilie werden von Frau L. als kaum noch vorhanden beschrieben, Kontakte zu ihrer Mutter bestehen lediglich in unregelmäßigen Telefonaten. Bedeutend wichtiger sind für Frau L. Gespräche und Treffen mit Freundinnen aus dem beruflichen Bereich (Kegelabende, Ausflüge usw.). Hier erlebt sie Verständnis und Unterstützung für ihre Beschwerden, speziell durch eine Kollegin, die unter ähnlichen Schwierigkeiten gelitten hatte.

Wenn man die Frage möglicher Folgen einer Veränderung thematisiert, muss man in Rechnung stellen, dass diese aus der Sicht der Patientin zunächst nur als positiv bewertet werden: Sie könnte wieder allein einkaufen gehen, mit Freundinnen Reisen unternehmen, sie wäre unabhängiger von der Unterstützung des Partners und auch das Thema Kinderwunsch würde Thema werden. So gesehen ist eine Reihe von Punkten anzuführen, die für eine positive Veränderungsmotivation günstig sind. Nicht ganz abzuschätzen war allerdings, ob und inwiefern durch die genannten Veränderungen auch nicht erwünschte oder zumindest nicht absehbare Konsequenzen für das System der Partnerschaft entstehen. Dies wurde auch in der Besprechung gemeinsam mit dem Partner von Frau L. thematisiert.

Motivationale Aspekte

Frau L. kam zunächst mit dem Wunsch nach einer *Klärung der Problematik* zur Psychotherapie. Durch erfolglose medizinische Abklärung befand sich Frau L. in einer besonderen Situation der Verunsicherung und schon der Hinweis auf den Umstand, dass viele andere Personen von ähnlichen Problemen betroffen sind, stellte eine erste Erleichterung dar. Ansätze zur Motivation waren bei der Patientin darin zu sehen, dass sie die Termine ganz korrekt einhielt (nahm auch eine längere Anfahrt auf sich), dass sie versuchte, die schwierigen Situationen zumindest eine gewisse Zeit auszuhalten (Ansätze zur Selbstkontrolle) und dass sie Anregungen zur Selbstbeobachtung und zu ersten Übungen zwischen den therapeutischen Sitzungen bereitwillig umsetzte.

Bei der Patientin ging es nicht nur um eine Negativ-Motivation („Die Beschwerden sollen weg sein!“), sie konnte auch eine Reihe *positiver Ziele* formulieren, speziell für den beruflichen und privaten Bereich (z. B. betreffend Freizeitgestaltung).

Individuelle Zielvorstellungen

Für die Patientin ging es ganz allgemein um eine Ausweitung des Verhaltensrepertoires. Trotz einiger biografischer Belastungen hatte sie bis vor wenigen Jahren ihre wesentlichen Zielvorstellungen realisieren können.

Frau L. nannte bei der Klärung der Ziele eine ganze Reihe von Punkten, die später in eine Hierarchie gebracht und als Themen für die Therapieplanung genutzt wurden:

- Bewältigung der Angst vor Ohnmachtsanfällen,
- Reduktion der Angst vor Erbrechen,
- die Ängste vor Erkrankung und Tod auf ein erträgliches Maß reduzieren,
- wieder allein einkaufen gehen können,
- in überfüllte Geschäfte gehen können (ohne Begleitung),
- Verbesserung der Schlafqualität (weniger Alpträume),
- Reduktion der körperlichen Beschwerden,
- in einem Geschäft in der Schlange anstehen können,
- Absetzen der Medikamente,
- wieder regelmäßig Sport machen können (Mountainbike etc.),
- wieder Fahrstuhl fahren können,
- ein volles Lokal ohne Angst betreten können,
- Stresssituationen im Betrieb besser aushalten können.

Diese und einige weitere Zielvorstellungen wurden mit der Patientin im Detail besprochen. Geklärt wurde insbesondere auch, dass es nicht darum gehen kann, die einzelnen Situationen „ohne Angst" zu bewältigen: Die Reduktion der Angst ist vielmehr als Ergebnis der Tatsache zu sehen, dass sie sich den einzelnen Situationen (schrittweise) stellt.

Klärung normativer Aspekte

Die Frage, wie viel an körperlichen Beschwerden oder ein wie großes Ausmaß an Angst als „normal" anzusehen ist, kann nicht generell beantwortet werden. Frau L. hatte zu Beginn der Intervention durchaus die Vorstellung, dass sie wieder ganz gesund werden möchte, „am besten so wie früher!"

Hier ist es Aufgabe des Therapeuten, die Personen auf den Aspekt der *Normalität von Ängsten* ebenso hinzuweisen wie auf den Umstand, dass somatische Empfindungen und Beschwerden nicht nur einen physischen Zustand reflektieren, sondern dass dies ganz wesentlich von unserer Bewertung abhängt (z. B. hinsichtlich von Schmerzen usw.). Freiheit von Angst konnte kaum als realistisches Ziel angesehen werden, weil Angst eine für das Leben wichtige Emotion darstellt. Stattdessen ging es darum, der Patientin zu vermitteln, dass es um die Bewältigung von pathologischen Ängsten und um die Zunahme von Flexibilität im Verhalten in einer Reihe von Situationen geht. Gerade die von der Patientin genannten Zielvorstellungen beinhalten eine Reihe von normativen Aspekten, z. B. hinsichtlich Leistungsfähigkeit, den Umgang mit Beschwerden und Krankheit, die Bedeutung von Partnerschaft, Familie, von Kindern oder auch hinsichtlich der Bedeutung des Selbstwertes im sozialen Rahmen.

Wichtig ist es dabei, die Normen von Therapeut und Patientin explizit zu machen und eine Vereinbarung und Festlegung von Zielen der Therapie zu finden, die für beide Beteiligten – und in der Regel auch für andere Personen des sozialen Systems – konkordant sind.

2.6.3 Therapieplanung – Frau L.

Zu Beginn der therapeutischen Intervention ist zu klären, ob die Beschwerden der Patientin als behandlungsbedürftig anzusehen sind. Dazu sind im Prinzip drei Aspekte zu berücksichtigen:
1. Merkmale des Verhaltens selbst,
2. Merkmale der Situation, in der das Verhalten auftritt,
3. normative Aspekte (siehe dazu auch Kapitel 2.3.4).

Festlegen des Therapieprinzips

Die Auswahl eines therapeutischen Prinzips hängt in erster Linie von den *Zielvorstellungen* der Patientin und natürlich auch von den verfügbaren therapeutischen Methoden ab. Die Logik des Vorgehens folgt dem Modell des Problemlösens (vgl. S. 27). Für die Bewältigung von Panik und Agoraphobie kann auf ein breites Repertoire an evidenzbasierten Verfahren zurückgegriffen werden.

In Absprache mit Frau L. sollte die Koppelung ihrer pathologischen Angstreaktionen an interne und externe Reize gelockert bzw. gelöst werden. Dazu bot sich das Verfahren der graduierten Konfrontation an: Hier wurden einzelne, von der Patientin gefürchtete, aber gerade noch bewältigbare Situationen aus einer Hierarchie ausgewählt. Da es bei der Reduktion von Angst nicht nur um eine Umkehrung eines problematischen Lernprozesses, sondern auch um die *Veränderung kognitiver Bewertungen* geht, wurden kognitive Strategien der Um- und Neubewertung ebenso ins Auge gefasst wie Prinzipien des Trainings der Stressbewältigung.

Individualisierung des Vorgehens

Die Auswahl des Therapieprinzips hilft zwar bei der Planung der Therapie, das konkrete Vorgehen muss jedoch auf die individuelle Situation der Patientin abgestimmt werden. Hier wurde mit der Patientin vereinbart, in Übungen außerhalb des therapeutischen Settings diejenigen Situationen heranzuziehen, die ihr kurz- und mittelfristig Erleichterung im Alltag bringen. Frau L. nannte hier insbesondere Situationen des Alltags (Einkaufen, Auto fahren, Aufzug fahren usw.). Vereinbart wurde auch, eine Reihe dieser Situationen in therapeutischer Begleitung zu üben. Frau L. sollte dieselben Übungen dann zwischen den Sitzungen allein im häuslichen Setting üben. Vereinbart wurden dazu konkrete Tage und Situationen, zur Evaluation des Verlaufs sollte sie im Anschluss daran ein paar wichtige Punkte in Stichworten schriftlich festhalten. Dies diente als Anker für die Besprechung der Aufgaben im Verlauf der nächsten Sitzung.

Darüber hinaus wurde eine Reihe von Übungen geplant, um eine *Veränderung der Bewertung* von körperlichen Empfindungen in die Wege zu leiten. Anhand dieser sollte sie im Sinne der Differenzierung von Wahrnehmung und Bewertung zu unterscheiden lernen, was sie an und in ihrem Körper wahrnimmt und welche Bewertung sie dabei vornimmt.

Kleine Übungen zur Vermittlung von Selbstsicherheit und eines veränderten Selbstbildes wurden im Rollenspiel eingeübt. Sie sollte diese Übungen dann zu Hause und im Betrieb mit Arbeitskolleginnen umsetzen.

Vermittlung eines plausiblen Modells

Für Frau L. war es von Beginn der Intervention an besonders wichtig, fachlich fundierte Erklärungen für die potenzielle Entstehung und für die Aufrechterhaltung ihrer Problematik zu bekommen. Dies bedeutete einen ersten Schritt aus der Hilflosigkeit und Demoralisierung: „Bin ich verrückt?" Diese Vermittlung eines psychologisch fundierten Modells erfolgte begleitend zur Verhaltensanalyse und wurde durch die in der Exploration vermittelten Daten angereichert und präzisiert.

Zu diesem Zeitpunkt war es auch sinnvoll, den Partner von Frau L. mit in das therapeutische Geschehen einzubeziehen: Herr L. war angesichts der Symptomatik seiner Frau ähnlich hilflos wie sie selbst und war ausgesprochen erleichtert darüber, dass die Problematik fachlich fundiert beschrieben und erklärt werden konnte – und dass es darüber hinaus konkrete Möglichkeiten der Bewältigung gibt. Herr L. wurde auch instruiert, seine Frau bei Übungen entsprechend zu unterstützen und sie auf Versuche der Vermeidung aufmerksam zu machen.

Bei der Vermittlung des plausiblen Therapiemodells konnte Frau L. selbst die konkrete Erfahrung machen, dass Angst und Unruhe bei Konfrontation (und Verbleib in der Situation) abklingen. Sie gewann dadurch schrittweise Kompetenz und Selbstvertrauen in die Gestaltung ihres Lebens zurück. Besonders wichtig im gesamten Verlauf der Therapie war die *Transparenz des therapeutischen Vorgehens*: Frau L. wurde ermutigt, Fragen zu stellen, wenn therapeutische Schritte geplant wurden, sodass die Patientin schrittweise zur Expertin für sich selbst werden konnte.

Therapiebegleitende Diagnostik

Für das verhaltenstherapeutische Vorgehen ist es nicht notwendig, für die Beschwerden der Patientin eine formale Diagnose zu vergeben, die Vergabe einer Diagnose ist vor allem für die Administration und Finanzierung relevant.

Entscheidend aber ist es, die Beschwerden der Patientin auf den unterschiedlichen Ebenen genau zu erfassen und im Verlauf zu beobachten. Dazu können alle in Kapitel 2.7 beschriebenen Methoden der Datengewinnung genutzt werden.

Von besonderer Bedeutung waren bei Frau L. die Beobachtung des Verhaltens bei konkreten Übungen im therapeutischen Setting sowie die Daten aus der Selbstbeobachtung (Stichworte). Es ist selbstverständlich, dass mit Frau L. in vereinbarten Abständen eine grobe Bestandsaufnahme zur Steuerung des therapeutischen Prozesses durchgeführt wurde. Dies konnte auch gut therapeutisch genutzt werden, weil die Patientin auf Fortschritte, die sie mittlerweile als selbstverständlich angesehen hatte, verwiesen werden konnte. Des Weiteren bot dies gute Möglichkeiten für Verstärkung und Selbstverstärkung.

Veränderungsmessung

Evaluation der therapeutischen Veränderung gilt in der Verhaltenstherapie als unabdingbar. In der konkreten therapeutischen Arbeit ist es besonders wichtig, sich nicht nur auf den eigenen subjektiven Eindruck der Veränderung bei einem Patienten zu verlassen, sondern diese Veränderung möglichst unabhängig zu erfassen. Für solche Zwecke sind Daten aus standardisierten Instrumenten durchaus hilfreich.

Bei Frau L. wurden neben einem Fragebogen zur Lebensgeschichte, ein Fragebogen, der die Beeinträchtigung durch körperliche und psychische Symptome misst, sowie ein Angst- und ein Depressionsfragebogen eingesetzt. Diese Instrumente wurden zu Beginn und zum Ende der Therapie vorgelegt.

Für Veränderungsmessungen sind zudem natürlich auch die von Frau L. berichteten Veränderungen zwischen den Sitzungen von großem Wert – speziell Veränderungen in vorher problematischen Situationen und Veränderungen, die eigene problematische Reaktionen betreffen. Hilfreich ist es auch, wenn Angaben von Personen aus der sozialen oder beruflichen Umgebung (z. B. Arbeitskollegen) in die Evaluation einbezogen werden können. In Absprache mit Frau L. wurden zudem Informationen des Internisten, der die Patientin ursprünglich überwiesen hat, in der Evaluation berücksichtigt.

Im Rahmen verhaltenstherapeutischer Arbeit ist es Standard auch eine Veränderungsmessung *nach Beendigung des therapeutischen Prozesses* vorzunehmen. Mit Frau L. wurde vereinbart, dass sie nach etwa einem halben Jahr von mir kontaktiert werden würde, um die Stabilität der Veränderung zu erfassen. Wichtig war für die Patientin auch der Hinweis, dass sie sich bei eventuellen Beschwerden oder Schwierigkeiten selbstverständlich von sich aus beim Therapeuten melden konnte.

2.7 Methoden der Datengewinnung

Die Gewinnung von Daten in der Verhaltensanalyse stellt sich als komplexer Prozess der Bewältigung von Informationen aus verschiedenen Quellen dar. Vielfach wird gefordert, dass die Datengewinnung sowohl „multimodal" als auch „multimethodal" zu erfolgen habe. Damit ist gemeint, dass es notwendig ist, Informationen aus unterschiedlichen *Quellen* zu erheben; es wäre deshalb nicht akzeptabel, sich nur auf eine einzige Datenquelle (z. B. subjektive Merkmale) zu beschränken. Darüber hinaus müssen die Daten mit unterschiedlichen *Methoden* gewonnen werden, weil es in der Regel nicht möglich ist, Daten aus verschiedenen Quellen mit nur einer einzigen Methode zu erheben.

Mittlerweile verfügt man in der Verhaltensanalyse über ein breites Spektrum an Methoden der Gewinnung von Informationen, diese werden in der Folge dargestellt und erläutert. Die Möglichkeiten der Gewinnung von Daten werden zwar getrennt besprochen, in der Praxis greifen die Verfahren jedoch ineinander (vgl. Kasten).

Verfahren zur Gewinnung von Daten:

1. Systematische Beobachtung des Verhaltens
2. Exploration/Verhaltensdiagnostisches Interview
3. Selbstbeobachtung und Selbstaufzeichnungen
4. Fremdberichte/externe Datenquellen
5. Situations-Verhaltenstests
6. Rollenspiel
7. Operante Diagnostik
8. Psychophysiologische Verfahren
9. Skalen und Inventare zur Erfassung von Verhalten

2.7.1 Systematische Beobachtung des Verhaltens

Aus theoretischer sowie aus methodischer Sicht stellt die systematische Beobachtung die wichtigste Quelle der Datengewinnung in der Verhaltensanalyse dar. Zu Recht wird deshalb von der „via regia", dem Königsweg, gesprochen.

Bereits im Begriff *Verhaltenstherapie* schwingt mit, dass es im Wesentlichen um die Erfassung und Veränderung von *Verhalten* (im weitesten Sinne des Wortes) geht. Gemeint ist damit auch, dass der Bericht über Verhalten nicht als identisch mit dem Verhalten selbst angesehen werden kann. Das Ziel der systematischen Beobachtung ist eine Beobachtung und Beschreibung von Verhalten in sogenannten Protokollsätzen, d. h. weitgehend ohne theoretische Begriffe. Zu diesem Zweck muss der Strom des Verhaltens (oder auch die „Verhaltenskette") in einzelne Abschnitte segmentiert und sprachlich protokolliert werden. Dabei liegt auf der Hand, dass schon die Frage, was als „Verhalten“ anzusehen ist und wie die Segmentierung des Verhaltens erfolgen sollte, eine theoretische Perspektive verlangt. Diese Perspektive sollte allerdings möglichst sparsam bleiben, sodass über den Gegenstand der Beobachtung relativ einfach eine intersubjektive Übereinkunft getroffen werden kann. In der Regel wird von den Beobachtern festgelegt, welche Elemente des Verhaltens beobachtet werden sollen. Daraufhin erfolgt ein Training der Beobachter, bis eine ausreichende Übereinstimmung erreicht ist.

Als Vorstufe der *systematischen* Beobachtung fungiert die freie, in der Regel auch unsystematische Beobachtung des Verhaltens. Hier erfolgen vorläufige Beobachtungen des Verhaltens, die als Grundlage für die spätere systematische Datengewinnung dienen können.

Merke:

Bei der Beobachtung des Verhaltens bedient man sich verschiedener methodischer Systeme, nämlich der
- Zeichensysteme,
- Kategoriensysteme und
- Ratingverfahren.

Zeichensysteme

Innerhalb der Zeichensysteme wird explizit festgelegt, welche Verhaltensweisen einer Person in einem Zeitabschnitt erfasst und protokolliert werden sollen. Dokumentiert werden also nur diejenigen Ausschnitte des Verhaltens, an denen der Beobachter interessiert ist.

So wird z. B. bei der Erfassung von „störendem Verhalten“ in der Schulklasse genau festgelegt, welche Verhaltensweisen von einem (teilnehmenden) Beobachter innerhalb einer Schulstunde erfasst werden sollten, z. B. Fallenlassen eines Gegenstandes, körperlicher Kontakt mit einem Mitschüler, spontane verbale Äußerungen usw.

Eine solche Erfassung des Problemverhaltens erfordert nicht nur eine besonders präzise Operationalisierung eines Begriffes, mit der Beschreibung und Dokumentation hat man auch eine optimale Grundlage für die therapiebegleitende Diagnostik und gegebenenfalls für die Evaluation von Intervention geleistet.

Wichtig ist festzuhalten, dass bei Zeichensystemen natürlich nicht nur Verhaltensweisen erfasst werden können, die dem Bereich des problematischen Verhaltens zuzuordnen sind, sondern auch Verhaltensweisen, die man als *Ziele der Interven-*

tion ansieht. Im obigen Beispiel aus dem Schulbereich könnte man Verhaltensweisen aus dem Bereich von interpersonaler Kooperation festlegen. Zusätzlich kann man auch Merkmale der Situation oder auch der Interaktion erfassen, etwa Reaktionen von relevanten Bezugspersonen.

Kategoriensysteme

Das Prinzip eines Kategoriensystems besteht darin, den gesamten Ablauf des Verhaltens zu erfassen und eine Gliederung in einzelne Kategorien vorzunehmen. Die Entwicklung eines Kategoriensystems verlangt also bereits grundsätzliche Informationen über den Gegenstand der Beobachtung.

Zur Erfassung der Interaktion von Partnern zu Beginn einer Therapie können beispielsweise für verschiedene verbale und nonverbale Äußerungen verschiedene Kategorien gebildet werden, z. B. Nicken, Zuwendung, Blickkontakt oder auch Zustimmung, Unterbrechen, Kritik usw.

In jedem Kategoriensystem erfolgt eine Reduktion der Komplexität des Verhaltensablaufs auf eine praktisch handhabbare Anzahl von Kategorien. In verschiedenen Systemen wurde eine Beschränkung auf ca. 10 bis 20 Kategorien vorgenommen. Kategoriensysteme sind zur Erfassung von problematischem ebenso wie von Verhaltensweisen, die als Ziel der Intervention anzusehen sind, von besonderem Wert. Ein Nachteil bei der Arbeit mit Kategoriensystemen liegt im Aufwand, der mit der Erstellung eines Kategoriensystems verbunden ist, zudem ist für die Durchführung zusätzlich ein Training von Beobachtern erforderlich. Gerade im Bereich der Forschung sind Kategoriensysteme jedoch zur Veränderungsmessung unverzichtbar. Ein weiterer großer Nachteil von Kategoriensystemen besteht darin, dass die Systeme an jede spezifische Situation angepasst werden müssen. Das beschränkt die Verwendbarkeit der einzelnen Systeme für neue Situationen, sodass für jede Fragestellung quasi neue Kategoriensysteme erstellt werden müssen.

Ratingverfahren

Wie bereits im Begriff enthalten, besteht die Aufgabe bei einem Ratingverfahren darin, eine (subjektive) Beurteilung eines Verhaltens bzw. einer Situation abzugeben. Diese Einschätzung kann auf unterschiedliche Weise erfolgen, als besonders sinnvoll hat sich eine Beurteilung anhand einer Skala (0 bis 10 oder 0 bis 100) herausgestellt.

So könnte beispielsweise zu Beginn der Therapie von sozialer Angst ein Beobachter das Ausmaß sozialer Angst in einer vorher festgelegten Situation auf einer Skala von 1 bis 10 einschätzen. Ganz ähnlich könnte auch der Patient selbst gebeten werden, das Ausmaß seiner subjektiv erlebten sozialen Angst hinsichtlich verschiedener (vorgestellter oder realer) Situationen einzuschätzen.

Es liegt auf der Hand, dass die Angaben in einem Ratingverfahren im Vergleich zu Zeichen- oder Kategoriensystemen eine eher grobe Erfassung des Verhaltens abgeben. Darüber hinaus sind die Angaben auch durch die *subjektive Perspektive* beeinflusst. Gerade Letzteres könnte aber bei verschiedenen Problemstellungen durchaus erwünscht sein, z. B. bei der Veränderung sozial-phobischen Verhaltens, in dem das subjektive Zutrauen hinsichtlich der Bewältigung einer vormals schwierigen Situation ein wichtiges Kriterium der Veränderung darstellen kann.

Die Verfahren der direkten Beobachtung und Beschreibung von Verhalten wurden an den Beginn der verschiedenen Möglichkeiten der Datengewinnung gestellt. Das hat mit der theoretischen und methodischen Perspektive zu tun, die gerade für die Verhaltenstherapie entscheidend ist. Das beinhaltet kein grundsätzliches Misstrauen gegenüber subjektiven Angaben speziell im Prozess der Exploration, sondern sollte nur den Umstand verdeutlichen, dass die subjektive Beschreibung des Verhaltens nicht mit dem Verhalten selbst verwechselt werden darf.

2.7.2 Exploration/verhaltensdiagnostisches Interview

Das Gespräch bildet in der Regel die erste und zumeist auch häufigste Form der Interaktion und Kommunikation zwischen Patient und Therapeut. Dies beginnt bereits bei der (telefonischen) Anmeldung und im Erstgespräch. Hier schildert der Patient erstmals seine Beschwerden und den Anlass der Therapie.

Gerade Therapeutinnen zu Beginn der Ausbildung sind hinsichtlich des Kontaktes und der Gewinnung von Information häufig verunsichert und stellen sich Fragen wie:
- Was soll ich den Patienten fragen?
- Welche Informationen benötige ich unbedingt?
- Was ist, wenn ich etwas vergesse?
- Darf ich den Patienten in seinem Redefluss unterbrechen?

Prinzip sollte sein, dass nur Fragen gestellt werden, deren Beantwortung zur *Klärung von Hypothesen* des Therapeuten hilfreich ist. Im Folgenden finden sich einige Hinweise für die Exploration:
- Eine zentrale Maxime für die Exploration besteht darin, dass es im Interview um die Gewinnung von Informationen mit dem Ziel *der Planung und Durchführung der Therapie* geht. Informationen sollten deshalb unter der Perspektive der funktionalen Analyse eingeholt werden. Bereits bei den ersten Fragen an den Patienten geht es darum, das Modell der Bedingungsanalyse vor Augen

zu haben und Informationen zu den Bestandteilen von S – O – R – C einzuholen (vgl. Abbildung 27). Aus praktischen Gründen bietet es sich an, beim Bestimmungsstück R zu beginnen und zu versuchen, Informationen zu den unterschiedlichen Ebenen (α, β und γ) zu erhalten. Hier ist es in besonderer Weise wichtig, konkret nachzufragen und zu versuchen, die Informationen also möglichst verhaltensnah dargestellt zu bekommen.

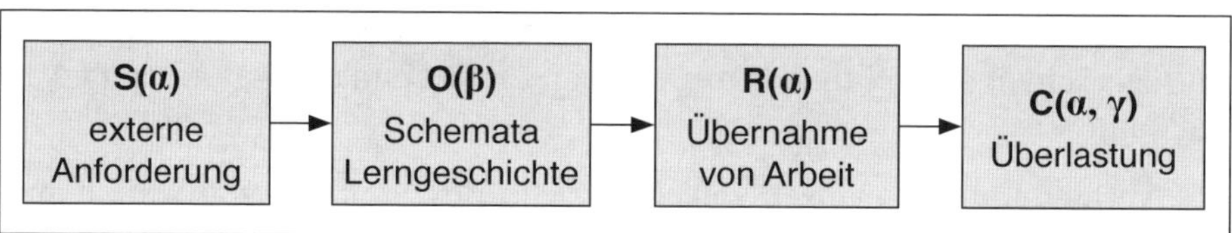

Abbildung 27: SORC-Schema als Grundlage für die Sammlung von Informationen im verhaltensdiagnostischen Interview

- Wichtig für das Interview ist es, *konkrete und detaillierte Information* einzuholen. Gerade bei Patienten mit Erfahrungen in vorangegangenen Therapien oder mit einer entsprechenden Karriere im Gesundheitssystem schildern ihre Probleme häufig sehr allgemein, wenig konkret und häufig versuchen sie, bereits erste Vermutungen über die Genese der Problematik mit dessen Beschreibung zu vermischen. Als Therapeut kann man hier versuchen, durch möglichst konkrete Fragen den Patienten zu möglichst konkreten Antworten anzuhalten, wie z. B.: „Sie haben mir gesagt, Ihre Angst belastet Sie den ganzen Tag. Wie würden Sie dies für die momentane Situation sehen?“ Das Ziel, konkrete und detaillierte Information zu gewinnen, bedeutet nicht, dass nur geschlossene Fragen gestellt werden dürfen. Gerade am Beginn der Exploration werden Fragen noch durchaus offen formuliert, z. B.: „Sie haben um ein Erstgespräch gebeten, worin bestehen Ihre Beschwerden?“ In einem späteren Stadium der Exploration werden die Informationen dann präzisiert – im Sinne eines Prozesses der Trichterung (vgl. Abbildung 5 auf S. 21).
- Die Informationen sollten zu einem stimmigen Gesamtbild mit dem Ziel der *funktionalen Analyse* bzw. einem *hypothetischen Bedingungsmodell* zusammengefasst werden. Vielfach ist es durchaus schwierig, aus der Fülle der Informationen diejenigen Bestandteile zusammenzustellen, die dann Elemente des Bedingungsmodells werden. Hilfreich kann es hier sein, schon von Beginn der Exploration an eine vorläufige Zuordnung zum SORC-Raster zu leisten und die einzelnen Bestandteile auch explizit (z. B. in einer Skizze) zu formulieren. Auf eine besondere Gefahr muss in diesem Zusammenhang verwiesen werden: Menschen neigen dazu, eher auf bestätigende gegenüber diskrepanter Information zu achten. Hier sollte diskrepante Information durchaus ernst genommen

werden und nicht zugunsten der Stimmigkeit eines Modells quasi unter den Tisch fallen (s. a. Kap. 3.3).

Weitere Hinweise zur Exploration finden sich auch im Kapitel 2.8.

2.7.3 Selbstbeobachtung und Selbstaufzeichnungen

Das Prinzip der Selbstbeobachtung kann man als eine Variante der Beobachtung des Verhaltens sehen, bei der die beobachtende und die beobachtete Person identisch sind. Selbstbeobachtung unterscheidet sich von den subjektiven Angaben der Person dahingehend, dass die Person in der Selbstbeobachtung dazu angehalten wird, das Kriteriumsverhalten in der entsprechenden Situation zu erfassen und aufzuzeichnen. Die Erfassung und Aufzeichnung erfolgen damit in der Situation, in der das Verhalten auftritt, während der Bericht über das Verhalten in der Regel in einer Situation der Exploration und damit gerade *nicht* in der natürlichen Situation erfolgt. Anders gesagt: Der *Bericht* über das Verhalten passiert in einer anderen Situation als das Verhalten selbst, sodass für das Verhalten einerseits und für den Bericht über das Verhalten andererseits verschiedene *Kontingenzen* vorliegen. Mit der Unmittelbarkeit der Beobachtung in einer Situation, in der das Kriteriumsverhalten auftritt, sollte auch eine entsprechende Qualität der Daten gegeben sein.

Für die Wahl der Selbstbeobachtung als Methode der Gewinnung von Daten sprechen einige Argumente: Problemverhalten zeigt sich in der Regel nicht in der therapeutischen Situation, sondern unter natürlichen Bedingungen. Aus praktischen Gründen ist es deshalb kaum möglich, das Kriteriumsverhalten durch direkte (externe) Beobachtung zu erfassen. Hier bietet sich die Erfassung durch die Person selbst geradezu an (Beispiele: Essverhalten, ängstliche oder impulsive Reaktionen usw.).

Merke:

- Wichtige Teile des Problemverhaltens sind prinzipiell nicht extern beobachtbar, im Wesentlichen geht es um unterschiedliche Formen von *Kognitionen* (kognitive Ereignisse, Prozesse und Strukturen). Zu dieser Ebene des Verhaltens hat nur die Person selbst Zugang und die Aufforderung des Patienten zur Selbstbeobachtung ermöglicht einen methodischen Zugang zu diesen relevanten Variablen. Beispiele hierfür sind depressive Kognitionen und Schemata, aber auch Grübeln und Sorgen, Gedanken der Selbstbewertung usw.
- Die Anleitung des Patienten zur Selbstbeobachtung beinhaltet einen Schritt in Richtung *Selbstkontrolle und Selbstmanagement*. Das erhöht die Beteiligung der Person am Prozess der Veränderung, außerdem bildet die Selbstbeobachtung in vielen Fällen bereits den ersten Schritt der Veränderung in Richtung des therapeutischen Zieles.

Der Einsatz von Methoden der Selbstbeobachtung erfordert gründliche Überlegungen. Zu berücksichtigen ist insbesondere die individuelle Situation des Patienten ebenso wie das Ziel der Beobachtung eigenen Verhaltens. Im Verlauf der Exploration äußern viele Patienten sinngemäß auf Fragen des Therapeuten: „Das weiß ich jetzt nicht so genau, ich sollte das einmal beobachten oder aufschreiben!" Es bietet sich an, solche Anregungen von Seiten des Patienten aufzugreifen und eine Hilfestellung für die Beobachtung und Aufzeichnung bereitzustellen. Als hilfreich hat sich die Verwendung eines groben Rasters erwiesen, in dem der Betroffene das Kriteriumsverhalten sowie vorausgehende und nachfolgende Merkmale erfassen und dokumentieren kann (vgl. Tabelle 2).

Tabelle 2: Schema für die Selbstbeobachtung

S **Vorausgehende Merkmale/Situation**	**R** **Reaktion (z. B. Gedanken, körperliche Reaktionen)**	**C** **Nachfolgende Situation**
Gedanke an Einkauf	Unruhe Sorge über aufkommende Angst	Vermeidung/Erleichterung
…	…	…

Das Schema folgt dem Prinzip der funktionalen Analyse: Mit der (Selbst-)Beobachtung erfolgt eine erste Betrachtung der Problematik hinsichtlich möglicher auslösender und aufrechterhaltender Faktoren. Es ist besonders wichtig, Patienten sehr genau zu instruieren, welche Verhaltensweisen beobachtet und aufgezeichnet werden sollten, weil die Selbstbeobachtung neues Verhalten im Repertoire der Person darstellt. Es ist deshalb nicht ungewöhnlich, dass Betroffene im Anschluss an die Sitzung nicht mehr wissen, was und wie sie beobachten und aufzeichnen sollten. Deshalb hat es sich als sinnvoll herausgestellt, die Instruktionen und das Schema der Aufzeichnung *so einfach wie möglich* zu halten: Es ist aus therapeutischer Sicht durchaus akzeptabel, grobe und ungenaue Aufzeichnungen zu bekommen, die in der nächsten Sitzung präzisiert werden können. Die Alternative ist oft, dass sich Patienten mit den Instruktionen in einer konkreten Situation überfordert fühlen und auf die Beobachtung verzichten. Grobe Daten als Stichprobe einer konkreten Situation sind besser als der Mangel an Daten.

Mit der Selbstbeobachtung ist ein Problem verknüpft, das im Rahmen von Verfahren zur Beobachtung seit langem bekannt ist, nämlich die *Reaktivität*. Viele Untersuchungen zeigen, dass die Beobachtung bereits zu einer Veränderung des beobachteten Verhaltens führt. Dies gilt sowohl für die externe Beobachtung als auch in besonderer Weise für die Selbstbeobachtung. In Studien stellt diese Tatsache ein gravierendes *methodisches Problem* dar, da sie die Qualität der Daten aus der Selbstbeobachtung beeinträchtigt. Im Gegensatz dazu macht man sich in der therapeutischen Praxis die Reaktivität zunutze, um insbesondere den Beginn der Veränderung eines Verhaltens zu unterstützen.

Hinsichtlich der Reaktivität der Selbstbeobachtung sind aus Sicht der Praxis einige Punkte zu beachten:

- Die *Reaktivität* der Selbstbeobachtung ist ein *zeitlich vorübergehender Effekt*, eignet sich somit *nicht* zur längerfristigen Veränderung oder gar Aufrechterhaltung.
- Die Beobachtung eines Verhaltens *vor* dessen Auftreten *unterbricht* in der Regel die Kette des Verhaltens.
- Durch die Beobachtung des Verhaltens *während* des Auftretens kommt es zu einer Form der *Kontrolle* des Verhaltens.
- Die Beobachtung und Registrierung des eigenen Verhaltens nach dessen Auftreten stellt eine unmittelbare *Rückmeldung* für das Verhalten dar und besitzt damit in der Regel verstärkende Funktion.

Methoden der Selbstbeobachtung und Selbstaufzeichnung bilden aus heutiger Sicht eine wichtige und kaum verzichtbare Ergänzung zu verschiedenen anderen Formen der Datengewinnung. Sehr deutlich wird dabei die Vernetzung von diagnostischer und therapeutischer Funktion, wobei die Vor- und Nachteile in einer konkreten Situation mit Blick auf das Ziel abgewogen werden sollten.

2.7.4 Fremdberichte/externe Datenquellen

Personen aus der (sozialen) Umgebung sind häufig in der Lage, wichtige Informationen über die Problematik und deren Bedingungen beizusteuern. Diese Datenquelle findet in der Forschung wenig systematische Beachtung. Häufig werden deshalb Daten in *unsystematischer Form* erhoben und genutzt. Im Kasten sind einige Punkte genannt, die bei der Erhebung und Verwendung von Fremdberichten wichtig sind.

Wichtige Aspekte, die bei der Erhebung und Verwendung von Fremdberichten beachtet werden sollten:

- Als Voraussetzung für die Nutzung von externen Datenquellen muss gelten, dass Daten nur mit *Einverständnis* der betreffenden Person eingeholt werden dürfen. Dies ist ein grundlegendes Prinzip ethischen Handelns.
- Daten aus externen Quellen sind speziell dann nützlich, wenn sie zur *Prüfung von Hypothesen* dienen. Dies trifft besonders dann zu, wenn Patienten über Situationen oder Verhaltensweisen nur begrenzt Auskunft geben können, z. B. über Phasen der Kindheit, Krankheitsverläufe, Aufenthalte in Kliniken usw.

- Eine besondere Form von externen Daten stellt der sogenannte *Konsiliarbericht* dar: Hier erfolgt eine Art Screening aus medizinischer Perspektive. Dies stellt für den Psychotherapeuten sicher, dass aus somatischer Sicht keine Bedenken gegen die Durchführung einer Psychotherapie bestehen.
- Das (Problem-)Verhalten besitzt *Auswirkungen* auf die Umgebung des Patienten. Die Umgebung ihrerseits beeinflusst die Problematik, d.h. die Personen sind in die Problematik involviert, man denke nur an die Co-Abhängigkeit bei einer Alkohol- oder Drogenproblematik. Auch der spezifische Umgang mit einer Problematik (z.B. Rücksichtnahme auf einen depressiven Rückzug oder eine Schmerzproblematik) geben in funktionaler und therapeutischer Hinsicht relevante Hinweise.
- Letztlich ist anzuführen, dass mit einer Veränderung des Problemverhaltens auch *Konsequenzen für ein soziales System* verbunden sind. Manche dieser Konsequenzen sind vielleicht gar nicht genau absehbar. Gerade aus diesem Grund ist es wichtig, relevante Personen bei der Zielbestimmung mit zu berücksichtigen (Beispiel: Veränderung und Ausweitung des Freiraums eines Patienten als Folge der Behandlung von Agoraphobie und damit verbunden eine Wiederaufnahme der Berufstätigkeit).

Oben wurde bereits auf die Problematik der mangelnden Systematik externer Datenquellen verwiesen. So ist es durchaus fraglich, in welchem Umfang Daten von welchen Personen mit welchem Ziel eingeholt und genutzt werden sollten. Ähnlich wie bei anderen Quellen der Informationsgewinnung muss gelten, dass Daten nicht um der Informationsfülle wegen eingeholt werden; Daten haben vielmehr die Funktion, konkrete Hypothesen zu klären und zur Zielbestimmung und Therapieplanung beizutragen. Gerade hier können Informationen etwa aus dem medizinischen System (auch mit Blick auf die γ-Variable) relevant sein.

2.7.5 Situations-Verhaltenstests

Situations-Verhaltenstests können als eine Sonderform der direkten Beobachtung des Verhaltens unter kontrollierten Bedingungen angesehen werden. Sie sind in gewisser Weise auch eng mit den Grundlagen der Verhaltenstherapie, sprich der *funktionalen Perspektive* verbunden. Gemeint ist damit, dass sich Verhalten in besonderer Weise als Funktion situationaler Bedingungen erklären lässt.

Das Prinzip von Situations-Verhaltenstests besteht darin, dass man versucht, die systematische Variation des Verhaltens in Abhängigkeit von standardisierten Situationen zu erfassen. Der sogenannte *Vermeidungstest* ist dafür ein klassisches Beispiel. Dabei werden die Annäherung und Vermeidung an ein phobisches Objekt (z.B. Spinne, Schlange etc.) als ein zentrales Kriterium von Angst erfasst. Die Veränderung dieser Vermeidung kann dann als ein direktes Maß der therapeutischen Intervention gemessen werden.

Der besondere *Vorteil* von Situations-Verhaltenstests besteht in der Erfassung von Merkmalen des (pathologischen) Verhaltens in Abhängigkeit von standardisierten Bedingungen. Wenn es gelingt, eine theoretisch relevante Situation zu finden und zu realisieren, hat man die Möglichkeit, das entsprechende Kriteriumsverhalten zu erfassen. Damit ist in gewisser Weise das Kriterium der *Validität* bei der Beobachtung des Verhaltens gewährleistet, weil man eine repräsentative Stichprobe des Kriteriumsverhaltens erfasst hat: *Repräsentativität* der Stichprobe ist ja das entscheidende Kriterium für die Validität in der Verhaltensdiagnostik.

Der genannte Vorteil birgt für die therapeutische Praxis allerdings Probleme: Es ist vielfach schwierig, komplexe Situationen so herzustellen, dass damit eine entsprechende Reaktion ausgelöst werden kann. Häufig hat es daher wenig Sinn, für die Beobachtung eines Verhaltens eine entsprechende Situation mit enormem Aufwand herzustellen. Ein weiteres Problem bildet die *Reaktivität* des Verfahrens: Mit der standardisierten Situation sind in der Regel eine Reihe von Merkmalen verbunden, die eine Verletzung der internen Validität bedeuten, z. B. Faktoren der Erwartung, der Instruktion oder auch der Interaktion von Versuchsleiter/Therapeut einerseits und Patient andererseits.

Situations-Verhaltenstests besitzen eine hohe theoretische und methodische Relevanz, speziell auch hinsichtlich der Kompatibilität mit den Grundannahmen der Verhaltenstherapie. Dies steht etwas in Kontrast zur praktischen Bedeutung dieses Verfahrens, das in der Therapiepraxis wenig genutzt wird.

2.7.6 Rollenspiel

Die Methode des Rollenspiels wird zur Gewinnung von Daten speziell aus Gründen der *Ökonomie* eingesetzt. In komplexen Situationen stellt es sich häufig als schwierig heraus, wichtige Informationen auf einigermaßen einfachem Weg zu erhalten.

Die Durchführung eines Rollenspiels setzt voraus, dass Therapeut und Patient zumindest für kurze Zeit in der Lage sind, die Rolle einer anderen Person zu übernehmen. Befunde vor allem aus der sozialpsychologischen Literatur zeigen, dass es durchaus möglich ist, eine fremde Rolle zu übernehmen und entsprechende Denk- und Verhaltensmuster zu produzieren. Typische Beispiele für die Nutzung von Rollenspielen sind komplexe soziale Situationen. Hier wird deutlich, dass mit der Gewinnung von Daten immer auch therapeutische Funktionen verknüpft sind, etwa bei Rollenspielen zur Klärung sozial ängstlichen Verhaltens oder bei Rollenspielen zur Klärung von Mustern der Interaktion in einer Partnerschaft.

Das oben angesprochene Problem der *Repräsentativität* gilt auch für den Bereich des Rollenspiels. So lässt sich nur schwer begründen, ob das im Rollenspiel gezeigte Verhalten als repräsentativ für das Kriteriumsverhalten angesehen werden kann. Aus diesem Grund wird das Rollenspiel aus eher heuristischen Gründen genutzt; zur Absicherung der Daten sollte immer auf Informationen aus anderen Quellen zurückgegriffen werden.

2.7.7 Operante Diagnostik

Operante Verfahren besitzen in der Verhaltenstherapie enorme Bedeutung: Die Relevanz von Konsequenzen des Verhaltens für den Alltag, für das menschliche Zusammenleben und für die Nutzung im therapeutischen Kontext ist unbestritten.

Vereinfacht gesagt, geht es in der operanten Diagnostik um die Erfassung der *Verstärkergeschichte* und damit der aktuellen *Wirksamkeit von Verstärkern*. Dies ist deshalb notwendig zu erfassen, weil sich die Wirksamkeit eines Verstärkers nur durch die direkte Beobachtung ergibt – die subjektiven Aussagen einer Person sind bestenfalls Annäherungen an deren tatsächliche Wirksamkeit. Will man erfassen, welche Reize (und Verhaltensweisen) für eine Person die Funktion der Verstärkung (bzw. umgekehrt natürlich auch der Bestrafung) besitzen, kommt man um die Beobachtung des Verhaltens und der Konsequenzen im zeitlichen Verlauf nicht herum (vgl. Abbildung 28).

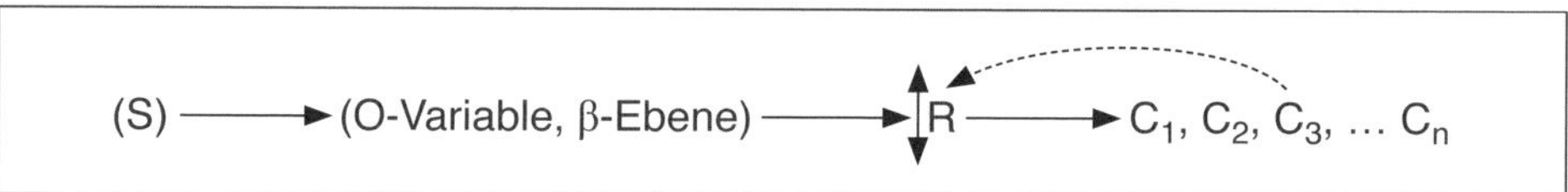

Abbildung 28: Skizze zur Erfassung der Wirksamkeit von Verstärkern – operante Diagnostik

Bei konsequenter Durchführung operanter Diagnostik müssen die ins Auge gefassten Verstärker (C_1, C_2, C_3, ... C_n) hinsichtlich ihrer Wirksamkeit auf die zukünftige Auftretenswahrscheinlichkeit des Verhaltens (R) geprüft werden. Diese Wirksamkeit wird natürlich auch noch von bisherigen Erfahrungen mit Stimuli sowie durch spezielle Erwartungen (O-Variable) mit beeinflusst.

Als Verstärker wirken natürlich nicht nur *Konsequenzen* im Sinne von konkreten Situationen oder von Verhalten anderer Personen, sondern vielfach auch selbst erzeugte Stimuli oder auch *eigene (verdeckte) Reaktionen*. Man denke nur an Beispiele der Selbstbewertung von Personen hinsichtlich der eigenen Leistung oder auch an selbstabwertende Gedanken bei depressiven Menschen.

Ein wichtiger Sonderfall von Verstärkern bildet das sogenannte *Premack*-Prinzip: Dieses nach dem Autor benannte Prinzip besagt, dass eigenes Verhalten dann als Verstärker eingesetzt werden kann, wenn es im Repertoire der Person eine hohe Auftretenswahrscheinlichkeit besitzt (HPB, high probability behavior). Aufgabe der operanten Diagnostik muss es daher sein, nach Verhaltensweisen zu suchen, die sich im Sinne von *high probability behavior* als Verstärker für Verhaltensweisen eignen, deren zukünftige Wahrscheinlichkeit man im Sinne der therapeutischen Ziele erhöhen möchte (LPB, low probability behavior).

So stellt beispielsweise bei einem Raucher das Anzünden einer Zigarette ein Verhalten mit hoher Auftretenswahrscheinlichkeit dar. Zur Erhöhung der Wahrscheinlichkeit des Zielverhaltens, z. B. von selbstsicherem Verhalten, könnte man die Person dazu anleiten, eine Zigarette erst *nach* dem entsprechenden Zielverhalten anzuzünden.

Im Prinzip könnte man operante Diagnostik auch als den Versuch bezeichnen, *differenzielle Psychologie* aus verhaltenstheoretischer Perspektive zu betreiben: Personen reagieren eben unterschiedlich auf Konsequenzen des Verhaltens, abhängig im Wesentlichen von den Erfahrungen in der individuellen Lerngeschichte. Dies zu erfassen entspricht auch dem Prinzip des individualisierten Vorgehens in der Verhaltenstherapie. Joseph Wolpe hat dies sehr prägnant als den „Kategorischen Imperativ der Verhaltenstherapie“ bezeichnet.

2.7.8 Psychophysiologische Verfahren

In den vorangegangenen Ausführungen wurde die psychophysiologische Ebene (oder auch γ-Ebene) als wichtige Komponente in der Beschreibung und Analyse des Verhaltens dargestellt. In der Verhaltensanalyse ist es deshalb unabdingbar, auch diese Ebene zu erfassen. Personen wenden sich häufig gerade wegen diffuser körperlicher Beschwerden an den Hausarzt oder an den Psychotherapeuten. Das mag auch mit dem somatisch orientierten Versorgungssystem zu tun haben. In der Zwischenzeit ist die Forschung zur Psychophysiologie psychischer Störungen nicht mehr zu überblicken, im Folgenden werden lediglich einige wichtige Punkte genannt, die speziell aus Sicht der therapeutischen Praxis Bedeutung besitzen:

- *Welche Variable ist kennzeichnend für die Problematik?* Die Frage, welches psychophysiologische Merkmal als charakteristisch ausgewählt wird, ist im Prinzip abhängig von der jeweiligen Störung. So hat es nur Sinn, eine psychophysiologische Variable auszuwählen, in der sich die Problematik manifestiert. Dies ist insbesondere für die Erfassung der Veränderung einer Problematik wichtig. Zum Beispiel ist für die Erfassung einer Schmerzproblematik gegebenenfalls die Ableitung von muskulärer Anspannung sinnvoll und bei der Analyse der Angst kann man evtl. auf die Hautleitfähigkeit oder Atemfrequenz zurückgreifen. In diesem Zusammenhang ist auch auf das Problem der *Reaktionsspezifität* hinzuweisen: Gemeint ist damit, dass unterschiedliche Personen häufig mit einem spezifischen System auf eine bestimmte Situation reagieren, z. B. die eine Person mit dem Herz-Kreislauf-System, die andere mit dem gastro-intestinalen System. Diese Reaktionsspezifität bei einzelnen Personen ist dann problematisch, wenn die einzelnen Rektionen mehrerer Personen miteinander verglichen werden sollen.

- *Besitzen psychophysiologische Reaktionen spezifische Merkmale?* Bei der Erfassung sind einige Merkmale zu berücksichtigen, von denen hier nur zwei genannt werden sollen. Dies ist zum einen das Thema der *Ausgangswerte*: Psychophysiologische Reaktionen können sich nur in einem bestimmten Bereich bewegen (Beispiel: Körpertemperatur). Der Ausgangswert kann bei einzelnen Menschen unterschiedlich sein und bildet damit den Rahmen für Veränderungen und Schwankungen. Zum anderen muss man die Tatsache der *multiplen Regulation* berücksichtigen: Psychophysiologische Reaktionen werden durch unterschiedliche Systeme gesteuert (hormonell, neurologisch usw.), sodass von einer Veränderung einer Reaktion nicht einfach auf situative Bedingungen geschlossen werden kann.
- *Kann man psychophysiologische Reaktionen indirekt erfassen?* Die Erfassung psychophysiologischer Merkmale erfordert einen apparativen Aufwand, der von Praktikern zumeist nur bedingt realisiert werden kann. Deshalb ist es wichtig zu wissen, dass man sich in der Praxis durchaus mit Möglichkeiten behelfen kann, die man als *indirekte Strategien* bezeichnet. Hier bieten sich folgende Möglichkeiten an: Zum einen können verschiedene Merkmale psychophysiologischer Reaktionen durchaus auch extern beobachtet werden. Man spricht hier von *Verhaltenskorrelaten* psychophysiologischer Beschwerden, z. B. beim Schmerzgeschehen, bei Schonverhalten, aber auch bei physiologischen Korrelaten psychischer Störungen, z. B. Erröten, Schwitzen etc. Zum zweiten können *Effekte* von physiologischen Veränderungen erfasst werden. Als klassische *Beispiele* können der Medikamentenverbrauch einer Person oder auch die Anzahl der Krankheitstage in einem Zeitabschnitt angeführt werden (Vorsicht: Wie oben ausgeführt stehen auch diese Reaktionen unter multipler Kontrolle, die Frage der Krankschreibung hängt eben nicht *nur* vom Schmerzgeschehen ab!). Schließlich könnte die Person auch dazu angehalten werden, durch gezielte *Selbstbeobachtung* Zugang zu Merkmalen psychophysiologischer Parameter zu gewinnen. So wichtig die Strategie der Selbstbeobachtung sein kann, sind damit dennoch gravierende methodische Komplikationen verbunden. Unklar ist vor allem, worauf sich die Beobachtung bezieht: auf die psychophysiologische Reaktion selbst, auf die Bewertung der Reaktion oder auf Konsequenzen der Reaktion usw. Aus diesem Grunde sind deshalb direkte Messverfahren vorzuziehen.

So schwierig sich die Erfassung psychophysiologischer Merkmale in der Praxis gestaltet, sollte darauf keinesfalls verzichtet werden. Die Problematik einer

Person spielt sich immer auch auf körperlich-physiologischer Ebene ab und diese ist immer mit psychischen Prozessen vernetzt. Im Modell der Selbstregulation menschlichen Verhaltens wurde dies in eher simpler Weise mit Pfeilen der Interaktion und Rückkoppelung zu verdeutlichen versucht (vgl. Abbildung 12).

2.7.9 Skalen und Inventare zur Erfassung von Verhalten

In der Verhaltenstherapie hat sich die Verwendung von Skalen und standardisierten Instrumenten eher zögernd durchgesetzt. Das hängt in erster Linie mit dem Umstand zusammen, dass es in der Verhaltensanalyse nicht um eine vergleichende Erfassung von Merkmalen geht, sondern um eine spezifische individuelle Beschreibung. Mittlerweile existiert jedoch eine ganze Reihe von Inventaren, die erfolgreich eingesetzt werden können. Für den Einsatz von Skalen gibt es einige sinnvolle Gründe:

- Inventare können dazu genutzt werden, um Informationen *systematisch* zu sammeln. Ein Beispiel dafür sind verschiedene Fragebögen zur Lebensgeschichte, in denen Informationen sehr ökonomisch und umfassend abgefragt werden können (z. B. zu demografischen Merkmalen).
- Daneben gibt es eine Reihe von Skalen, um *Beschwerdebereiche* vollständig zu erfassen. Ein sehr häufig eingesetztes Instrument ist u. a. die SCL 90, in der die wichtigsten Merkmale psychischer Störungen gescreent werden können. Angaben der Person können dann genauer nachgefragt und exploriert werden.
- Skalen und Inventare können auch zur *Binnendifferenzierung* von Problembereichen genutzt werden, auch hier ist durchaus von einem Aspekt der Ökonomie auszugehen: Beispiele sind Fragebogen zur Differenzierung von Angst, von Depression, von somatoformen Beschwerden oder von Essstörungen und dergleichen mehr.
- Letztlich ist es nicht unwichtig, verschiedene standardisierte Messinstrumente zur *Evaluation* der Therapie einzusetzen. Therapiebegleitende Diagnostik verfolgt verschiedene Ziele und die Angabe einer Veränderung auf einer störungsspezifischen Skala oder einer Skala zur Lebensqualität/Lebenszufriedenheit ist hier durchaus von Nutzen.

Ein gewisses Problem des Einsatzes von Skalen und Inventaren ist mit dem Umstand verbunden, dass für neue Problemstellungen immer neue Instrumente entwickelt werden, was den Vergleich von Ergebnissen erschwert. Besondere Vorsicht ist auch bei der bloßen Übersetzung und Verwendung von Skalen geboten, wenn diese nicht speziell für die aktuelle Situation entwickelt wurden. Zur *Evaluation* von verhaltenstherapeutischen Strategien bei der Behandlung unterschiedlicher Störungen ist die Nutzung von standardisierten Messinstrumenten grundsätzlich erforderlich.

2.8 Gesprächsführung in der Verhaltensdiagnostik

Neben der direkten Beobachtung des Verhaltens ist das diagnostische Gespräch die wichtigste Quelle zur Gewinnung von Informationen als Grundlage für die Durchführung der Therapie. Deshalb kommt einigen Aspekten der Gesprächsführung aus formaler und inhaltlicher Perspektive eine besondere Bedeutung zu. Einige wichtige Prinzipien für die verhaltenstherapeutische Gesprächsführung werden im Folgenden dargestellt (siehe dazu Hoyer & Wittchen, 2011; Kanfer, Reinecker & Schmelzer, 2012). Da sich inhaltliche und formale Aspekte der Gesprächsführung im Hinblick auf die Gestaltung der therapeutischen Beziehung und der Therapieplanung überschneiden, wird auch bei der folgenden Darstellung keine strikte Trennung vorgenommen.

Akzeptanz: Gegenseitiger Respekt und Akzeptanz sind *Grundvoraussetzungen* für die Zusammenarbeit von Patient und Therapeut. Akzeptanz wird vielfach als eine der zentralen therapeutischen Grundvariablen benannt. Von besonderer Relevanz ist Akzeptanz des Patienten auch deshalb, weil Personen den Weg zur Therapie mit spezifischen *Erwartungen* einschlagen. Solche Erwartungen betreffen u. a.

- sich aussprechen zu können,
- Verständnis für die Problematik zu erhalten,
- konkrete Informationen zu erhalten,
- Hilfestellung zur Problemlösung zu erhalten.

Akzeptanz setzt *Verständnis* für die schwierige Situation eines Patienten voraus, meint im Besonderen, dass der Betroffene mit seinen Beschwerden und deren Vernetzung im sozialen Kontext ernst genommen wird. Wichtig ist festzuhalten, dass damit NICHT *bedingungslose* Akzeptanz gemeint ist: Akzeptiert wird die Person des Patienten, nicht unbedingt dessen Handlungen (man denke an ethisch bedenkliche Verhaltensweisen). Akzeptanz wird vielfach auch als notwendige, aber kaum hinreichende Voraussetzung für konkrete Veränderung des Verhaltens bezeichnet.

Das Erstgespräch als Modell für die therapeutische Interaktion: Viele Betroffene versuchen im *Erstkontakt* mit dem Therapeuten ihre Beschwerden sehr ausführlich und oft „überfallsartig“ zu präsentieren. Dies ist vor dem Hintergrund der Erwartungen des Patienten durchaus verständlich, damit wird aber möglicherweise eine Art Muster für den Ablauf der therapeutischen Interaktion geschaffen. Aus diesem Grunde sollte der Therapeut darauf achten, dass schon von Beginn der therapeutischen Interaktion an ein Modell für den Ablauf der Therapie geschaffen wird. Wichtig ist es, Informationen über den formalen Ablauf der Therapie zu geben (z. B. Anzahl der Sitzungen, Vereinbarung der Termine, Informationen über den Ablauf der Datengewinnung). Gerade wenn Patienten in ihrer Darstellung schwer zu bremsen sind, ist es durchaus sinnvoll, strukturierend einzugreifen (z. B. „Es ist klar, dass Sie mir dieses xy noch berichten wollen, wir haben dazu im Verlauf der Therapie genug Zeit und wir werden darauf zurückkommen.“). Gerade gegen Ende des Erstgesprächs ist es wichtig, dass beim Patienten der begründete Eindruck entsteht, hier – bei diesem Therapeuten in dieser Einrichtung – an der richtigen Stelle zu sein.

Transparenz: Das diagnostische Gespräch sollte von Beginn der Intervention an klar und transparent gestaltet werden. Dies ist eine der Voraussetzungen dafür, den Patienten *aktiv* am Prozess der Veränderung zu beteiligen. Im Verlauf der Interaktion sollte auch für den Patienten deutlich werden, weshalb bestimmte Fragen gestellt und weshalb bestimmte Interventionen geplant werden. Vielfach wird dafür auch die Bezeichnung „plausibles Modell“ verwendet (vgl. Kapitel 2.3.4): Gemeint ist damit, dass die Person selbst ein Verständnis für die Entwicklung der Pathologie entwickeln sollte (plausibles Ätiologiemodell). Daran schließt sich eine Erläuterung über die Logik des therapeutischen Vorgehens (plausibles Therapiemodell) an. Wichtig ist es dabei, sehr sensibel die konkrete Lebenssituation und das sprachliche Verständnis des Patienten zu berücksichtigen; dies ist vielfach als Gratwanderung zwischen der Vereinfachung komplexer theoretischer Modellvorstellungen einerseits und der Notwendigkeit das Verständnis auf Seiten des Patienten zu berücksichtigen andererseits zu sehen.

Struktur: Patienten leiden vielfach nicht nur unter ihrer spezifischen Problematik, sie sind zumeist auch noch höchst verunsichert – häufig wird dafür der Begriff der *Demoralisierung* verwendet. Gemeint ist damit, dass die Person nicht nur unter ihrer Niedergeschlagenheit, Ängstlichkeit, ihren Schmerzen etc. leidet, sie ist darüber hinaus auch noch verzweifelt über die Tatsache, durch diese unerklärlichen Probleme im Lebensvollzug massiv eingeschränkt zu sein. Durch die Vermittlung von Struktur erfolgt eine erste Erleichterung, auch durch das Wissen, dass andere Personen unter ähnlichen Problemen leiden, dass auch diesen Personen geholfen werden konnte und dass es prinzipiell Hilfe gibt. So erleben viele Betroffene bereits durch das Erstgespräch eine gewisse Unterstützung. Therapie bietet einen sicheren Rahmen, schon durch die Vergabe regelmäßiger Termine, durch Verlässlichkeit des Therapeuten und durch klare und transparente Vereinbarungen. Struktur bedeutet in diesem Zusammenhang auch, dass der Therapeut den „roten Faden“ des Ablaufs der Informationsgewinnung im Auge behält – und diese Struktur auch dem Patienten zu vermitteln in der Lage ist.

Konkrete und detaillierte Information: Aufgabe des Diagnostikers ist es, die Beschreibungen des Patienten zu *konkretisieren*, d. h. zu versuchen, eine Analyse auf unterschiedlichen Ebenen durchzuführen (α-, β- und γ-Ebene). Während die Fragen zunächst durchaus offen formuliert sein können (z. B. „Könnten Sie mir Ihre Beschwerden schildern?“) sind zunehmend *detaillierte* Informationen relevant: Es wird durchaus beharrlich denjenigen Informationen nachgegangen, die für eine präzise Beschreibung des Verhaltens relevant sind (z. B. „Welche Gedanken sind Ihnen durch den Kopf gegangen, als Ihre Partnerin mitgeteilt hat, dass sie sich von Ihnen trennen möchte?“). Es ist oft notwendig, den Patienten auf die Bedeutung ganz spezifischer Informationen hinzuweisen. Während in der alltäglichen Kommunikation automatisierte Floskeln durchaus angebracht sind (z. B. „Wie geht es Ihnen?“) ist diese Form der Kommunikation im diagnostischen und therapeutischen Gespräch (auch zu Beginn einer Therapiesitzung) *nicht* angezeigt. Relevant wären vielmehr Fragen, die die Aufmerksamkeit des Patienten auf konkrete Merkmale seiner Problematik bzw. deren Lösung verweisen (z. B. „Wir haben vergangene Woche besprochen, dass Sie xy versuchen wollten, welche Erfahrungen haben Sie dabei gemacht?“). Mit anderen Worten oder etwas vereinfacht gesagt: Die Frage nach dem „Warum“ einer Problematik ist nicht sinnvoll, weil man damit nicht Hinweise auf die Entwicklung, sondern bestenfalls über Attributionen zur Problematik bekommt (die für andere Zwecke durchaus relevant sein können). Relevante Informationen zur Beschreibung des Problems und zur funktionalen Analyse sind damit allerdings nicht zu gewinnen.

Formale Merkmale des diagnostischen und therapeutischen Gesprächs: Die Interaktion von Therapeut und Patient unterscheidet sich in einer Reihe von Merkmalen von alltäglicher Kommunikation (siehe dazu Kanfer et al., 2012). Von besonderer Bedeutung ist, auch für die therapeutische Beziehung, dass der Fokus der Veränderung jeweils auf den Beschwerden des Patienten liegt. Das erfordert daher eine besondere Form der Kommunikation: Als Therapeut ist Information unter *funktionaler Perspektive* einzuholen, das bedeutet, dass Informationen zu einem Thema/Problem sehr beharrlich nachgefragt werden sollten. Als „formal“ ist dieses Merkmal deshalb zu bezeichnen, weil der Fokus des Gesprächs über eine ganze Reihe von Sequenzen an einem spezifischen Thema bleiben sollte. Damit wird dem Patienten auch signalisiert, dass es bedeutsam ist, ein spezifisches Problem genau zu betrachten – auch wenn vielfach schon das Gespräch darüber unangenehm oder sogar belastend sein kann. Die Qualität eines therapeutischen Gesprächs zeigt sich u. a. daran, ob es gelingt, den Patienten beim Thema zu halten; damit dokumentiert man auch Interesse an Details der Problematik, die möglicherweise zu einer Lösung beitragen können.

Kurze Fragen, kurze Erläuterungen: Dies ist ebenfalls ein formales Merkmal, das für die Informationsgewinnung ebenso wie für den gesamten therapeutischen Prozess Bedeutung besitzt. Fragen sollen sehr knapp gehalten werden, damit der entsprechende Inhalt beim Empfänger ganz klar und verständlich ankommt. Viele Therapeuten verfallen in den Fehler, in eine Frage mehrere Botschaften zu verpacken, sodass dem Patienten vielfach nicht klar ist, worauf sich die Frage bezieht und worauf er antworten sollte – und der Therapeut entscheiden muss, wie er die Antwort zuzuordnen hat. Als einfache Faustregel hat es sich als sinnvoll erwiesen, Fragen zu stellen, die nur einen Satz umfassen und dieser sollte nicht länger als *7 bis 10 Sekunden* dauern. Ganz ähnliches gilt für *Erläuterungen* und Erklärungen während des therapeutischen Prozesses: Auch hier sollten Informationen kurz gehalten werden, damit die Kanalkapazität des Gesprächspartners nicht überlastet wird. Ausführlichere Informationen können gegebenenfalls über Merkblätter, Diagramme, auch über Hinweise zu Selbsthilfeliteratur vermittelt werden. Verlage, Institute und Selbsthilfegruppen sind Quellen für Informationen, die direkt an Betroffene und Angehörige ausgegeben werden können (siehe z. B. Reinecker, 2006).

Kontrollierte Informationsverarbeitung: Wie bereits angesprochen, wird im diagnostischen Gespräch zunächst bei den Alltagsbeschwerden des Patienten begonnen (z. B. „Was führt Sie zu mir, können Sie mir Ihre Beschwerden schildern?"). Sehr bald sollte das Gespräch allerdings in Richtung der kontrollierten Verarbeitung von Informationen gehen. Gemeint ist damit, dass vermehrt ein kognitiver Zugang zu den Beschwerden einerseits und zu Lösungsmöglichkeiten andererseits gesucht wird, der von bisher eingefahrenen *Automatismen* abweicht (z. B. Th.: „Wie geht es Ihnen?" – Pat.: „Ganz schlecht!"). Wichtig wäre es vielmehr, einen Weg der Informationsverarbeitung in Gang zu bringen, der den bisherigen „ausgetretenen Pfad" des Denkens verlässt und neue Wege des Zugangs speziell für Problemlösungen eröffnet. Angeleitet wird dies auf Seiten des Patienten durch Fragen, die ein neues Nachdenken über seine Situation erfordern (z. B. Th.: „Sie sagten gerade, die Angst ist immer da – wie stark erleben Sie die Angst gerade jetzt?" Pat.: „Oh, jetzt spüre ich gar keine Angst!" Th.: „Das heißt es gibt Momente, in denen Sie nicht von Angst überwältigt sind?" Pat.: „Ach ja, stimmt, das ist mir bisher gar nicht aufgefallen"). Ein wichtiges Merkmal für den Übergang zur kontrollierten Informationsverarbeitung ist gegeben, wenn der Patient zögert, nicht sofort antwortet, nachzudenken beginnt und mit einem gewissen „kognitiven Aufwand" beschäftigt ist.

Anleitung zur Eigeninitiative: Unter der Perspektive des Selbstmanagements sollte der Therapeut bereits von Beginn der Interaktion an den Patienten zur Eigeninitiative anleiten. Dies kann dadurch erleichtert werden, dass man den Patienten bittet, Informationen über Ereignisse und eigene Reaktionen *zwischen* den therapeutischen Sitzungen bereitzustellen. Anleitungen zu *Selbstbeobachtung* und zu konkreten *Selbstaufzeichnungen* vermitteln dem Patienten auch das Prinzip des funktionalen Denkens, indem er eigene Reaktionen mit konkreten auslösenden und aufrechterhaltenden Situationen in Zusammenhang bringt. Diese Daten können dann in der jeweiligen Sitzung erörtert und als Teil des Prozesses der Veränderung eingebaut werden. Eine durchaus gute Möglichkeit zur Förderung von Eigeninitiative ist auch, den Patienten möglichst früh an der Entwicklung von Lösungen zu beteiligen. Hier kann u. a. auf die Strategie der unvollendeten Sätze zurückgegriffen werden (z. B. „Frau A., Sie haben gemeint, wenn

Ihre Kollegin Sie kritisiert, dann ....“, oder „Sie hatten versucht, am Freitag die Entspannungsübung zu machen und dabei die Erfahrung gemacht ....“). Falls keine Antwort vom Patienten kommt, kann man immer noch mit der Frage anschließen: „Wie war das dann am Beginn der Entspannungsübung?“ In diesem Kontext sollte die diagnostische und therapeutische Gesprächsführung zur *Erleichterung einer Veränderung* beitragen. Veränderung ist per se aversiv, auch die Veränderung pathologischer Muster verlangt vom Betroffenen ein Abgehen von zwar beeinträchtigenden, aber dennoch Sicherheit und Struktur gebenden Mustern. Hier ist es aus der Sicht des Therapeuten wichtig, dem Patienten gegenüber Verständnis für sein Festhalten an „alten Gewohnheiten“ zu zeigen. Gleichzeitig könnte aber auch ein Hinweis auf mögliche Erleichterungen als Chance bei der Bewältigung der Problematik angesprochen werden (z. B. „Und wenn Sie dann daran denken, Sie hätten Ihre Schmerzen besser im Griff, was würden Sie dann als erstes machen?“).

Unterstützung und soziale Verstärkung: Patienten leiden nicht nur unter ihrer Problematik und den damit verbundenen Einschränkungen, sie sehen sich selbst vielfach nur noch unter der Perspektive ihrer Problematik („Defizit-Perspektive“). Unbeachtet bleibt dabei vielfach, dass Therapeuten Personen vor sich haben, die abgesehen von der Problematik eine ganze Reihe von positiven Eigenschaften aufweisen (neuerdings wird dafür häufig der Begriff der „Ressourcen“ verwendet). Kanfer und Saslow hatten schon im Jahr 1965 in einer der ersten Publikationen zur Verhaltensanalyse darauf hingewiesen, dass neben der Problematik auch die sogenannten *unproblematischen Anteile*, die Stärken der Person, gezielt erfasst werden sollten. Zusätzlich ist es auch unter der Perspektive der therapeutischen Beziehung höchst bedeutsam, dass Patienten für ihre Bemühungen Lob, Unterstützung und differentielle Verstärkung erhalten. Dies beginnt schon beim Erstkontakt, den man als Therapeut positiv konnotieren kann und sollte (z. B. „Schön, dass Sie es geschafft haben zum Erstgespräch zu kommen!“). Unterstützung und Verstärkung erfolgt nicht nur verbal für erste Schritte der Veränderung, sondern auch durch Gesten, Aufmerksamkeit, Lächeln, Nicken usw. Nach vielen Befunden der modernen Therapieforschung stellt Unterstützung bereits in den ersten Therapiekontakten einen ganz entscheidenden Wirkfaktor für Veränderung dar.

Rückmeldungen und Zusammenfassungen: In einem diagnostischen und therapeutischen Gespräch werden viele Informationen ausgetauscht oder vermittelt. Zur Strukturierung ist es ausgesprochen hilfreich, aus der Menge der Informationen diejenigen Merksätze noch einmal herauszustellen, die sich als wichtig für den therapeutischen Prozess erweisen können. Durch Zusammenfassungen des Therapeuten können nochmals wichtige Punkte in Erinnerung gebracht und mögliche Missverständnisse vermieden werden. Auf der anderen Seite kann der Patient dazu angeleitet werden, die aus seiner Sicht wichtigsten Punkte noch einmal zu benennen (z. B. „Wenn Sie es aus Ihrer Sicht formulieren würden, was waren die wichtigsten Punkte in unserem Gespräch?" oder „Welche Inhalte aus unserem heutigen Gespräch nehmen Sie für die nächsten Tage mit?"). Patienten fällt dies zu Beginn oft schwer, insbesondere wenn sie es nicht gewohnt sind, entsprechend zu kommunizieren. Hier ist es vielfach notwendig, Patienten zu ermuntern, diejenigen Formulierungen zu verwenden, die aus ihrer Sicht geläufig sind. Gerade diese Rückmeldungen aus der Sicht des Patienten geben dem Therapeuten wertvolle Hinweise darauf, ob und wie der Patient bedeutsame Inhalte aus dem Gespräch verstanden hat. Dadurch besteht auch eine gute Möglichkeit zu einer direkten Korrektur von Inhalten des Gesprächs.

3 Praxis und offene Fragen

Im Folgenden werden einige Probleme und offene Fragen der Verhaltensdiagnostik angesprochen. Im Mittelpunkt der ersten beiden Abschnitte stehen Fragen der Klassifikation und ihrer Bedeutung für die Verhaltensdiagnostik sowie die Frage, ob sich angesichts der Entwicklung des standardisierten/manualisierten Vorgehens in der Praxis der Therapie ein individualisiertes Vorgehen noch als sinnvoll und zeitgemäß erweisen kann. Zum Abschluss wird noch auf mögliche Urteilsfehler in der Analyse des Verhaltens sowie auf die Frage der Validierung diagnostischer Information eingegangen.

3.1 Klassifikation und Verhaltensanalyse

Klassifikation ist eine der zentralen Aufgaben der klinischen Psychologie und Psychotherapie. Dabei ist unbestritten, dass es hinsichtlich der Klassifikation eine ganze Reihe von Einwänden gibt. Diese sind zum einen grundsätzlicher Natur und betreffen die Möglichkeit der Unterscheidung und Einordnung von psychischen Ereignissen generell und zum anderen gibt es Kritik hinsichtlich der Qualität von Klassifikation (etwa hinsichtlich eines typologischen, eines klassifikatorischen oder dimensionalen Ansatzes).

Merke:

Klassifikation meint generell die *Beschreibung und Einteilung* der Mannigfaltigkeit in ein nach Klassen gegliedertes System sowie die Zuordnung einzelner *Merkmale* zu Klassen eines solchen Systems. Voraussetzungen für die Einteilung sind

- *Disjunktheit*, d. h. die einzelnen Merkmale müssen sich unterscheiden und eindeutig einer Klasse zuordnen lassen (es darf keine Überlappungen zwischen den Klassen geben),
- *Vollständigkeit*, d. h. es müssen sich alle Merkmale erfassen und einer Klasse zuordnen lassen sowie
- *theoretische Perspektive*, d. h. es bedarf einer Vorgabe, welche Merkmale erfasst und entsprechend zugeordnet werden sollten (dass etwa nicht Augenfarbe oder Schuhgröße, sondern psychische Merkmale auf unterschiedlichen Ebenen erfasst werden sollten).

Gerade mit der Entwicklung der Verhaltenstherapie war auch eine sehr kritische und distanzierte Haltung gegenüber der Klassifikation psychischer Störungen verbunden bis hin zu der Auffassung, Klassifikation sei lediglich sinnvoll, um die beantragte Psychotherapie durch die Krankenkasse bezahlt zu bekommen.

Mittlerweile ist klar, dass klassifikatorische Diagnostik einerseits und Verhaltensanalyse andererseits nicht mehr als sich ausschließende Alternativen oder gar als gegensätzliche Strategien angesehen werden können: Eine strikte Ablehnung von Klassifikation führt sich ad absurdum, weil Menschen immer klassifizieren. Im Bereich der Psychotherapie etwa ist die Entscheidung über den Bedarf an Behandlung vs. Nicht-Behandlung eine erste, häufig implizite Form der Klassifikation. Wichtig und sinnvoll ist es allerdings, die existierenden Probleme der Klassifikation ernst zu nehmen und Lösungen für eine fundierte Klassifikation zu suchen.

Eines der ganz großen und ungelösten Probleme der Klassifikation besteht in der sogenannten *Komorbidität*: Gemeint ist damit die Tatsache, dass sich einzelne Störungen nicht strikt voneinander abgrenzen lassen (vgl. „Disjunktheit" im Kasten) und dass außerdem bei einer Person mehrere psychische Störungen vorliegen können. Komorbidität ist aus heutiger Sicht als geradezu triviales Ergebnis der Tatsache zu sehen, dass sich (psychische) Phänomene nicht eindeutig in ein künstlich geschaffenes System (nämlich der Klassifikation) einordnen lassen.

Merke:

Gerade bei komplexen Problemstellungen erweist sich der Einsatz von *strukturierten klinischen Interviews* als sehr hilfreich (siehe Schneider & Margraf, 2003). Diese sollten nach Möglichkeit bereits zu Beginn der therapeutischen Interaktion zur Anwendung kommen, weil sich dadurch speziell die Komplexität der Problematik ganz unvoreingenommen erfassen lässt.

Moderne Verhaltenstherapeuten verwenden Diagnosen geradezu selbstverständlich, und dies ist aus mehreren Gründen sinnvoll, nämlich zur Vereinfachung der Kommunikation unter Fachleuten, zur Reduktion der Informationsmenge oder auch zur Information für Betroffene. Nicht zu vernachlässigen ist die Bedeutung der Klassifikation natürlich für Zwecke der Forschung in unterschiedlichen Bereichen, nicht zuletzt für die Psychotherapieforschung.

Diagnosen sind aber *nicht* als Realitäten anzusehen, sie sind Konstrukte, Hypothesen, die ein sinnvolles Suchraster zum einen für eine differenzierte Beschreibung der Problematik abgeben und die zum anderen eine erste Orientierung für das therapeutische Vorgehen bilden. Wenn etwa ein Verhaltenstherapeut von der überweisenden Ärztin eine Patientin mit der Diagnose „Depression" überwiesen bekommt, so heißt dies keineswegs, dass er selbst auf eine weitere Analyse und Beschreibung verzichten kann, im Gegenteil: Die Beschreibung der Ärztin gilt für ihn als *Hypothese*, die auf dem Prüfstand steht, die ihm aber auch Hinweise auf Merkmale gibt, die unbedingt geklärt werden müssen (z. B. hinsichtlich der Suizidalität).

Auch für die Groborientierung nach dem therapeutischen Vorgehen bildet eine vorläufige Diagnose ein wichtiges Suchraster: Bei der Therapie einer Patientin, die mit der Diagnose einer Panikstörung überwiesen wurde, sind andere Überlegungen zur Therapieplanung anzustellen, als bei einem Jugendlichen, der wegen Bettnässens überwiesen wurde, oder bei einem älteren Patienten, der nach dem Verlust der Partnerin mit einer Anpassungsproblematik zu kämpfen hat. Die Implikationen aus der Diagnostik und das damit verbundene Hintergrundwissen nicht zu berücksichtigen, wäre nicht nur höchst aufwendig, man würde damit gewissermaßen bei jedem Patienten das Rad neu zu erfinden versuchen.

Aus der Sicht der modernen Verhaltenstherapie erscheint mir ein weiterer Punkt für die *Verhaltensanalyse* einerseits und *Klassifikation* andererseits höchst bedeutsam: Für beide Strategien, so unterschiedlich sie sich geben, sind *nicht* biologische Parameter entscheidend, sondern Merkmale des psychischen Geschehens – im Wesentlichen Aspekte des Verhaltens auf unterschiedlichen Ebenen. Weder in der ICD noch im DSM werden zur Klassifikation handfeste Laborwerte oder objektive biologische Marker herangezogen. Ein geradezu klassisches Beispiel dafür sind Depressionen, für die Merkmale des *Verhaltens* auf unterschiedlichen Ebenen als relevant herangezogen werden, nämlich Verhaltensdefizite und Verhaltensexzesse, kognitive und soziale Merkmale und selbstverständlich auch biologische Merkmale, diese allerdings eben nicht auf der Ebene von Laborwerten, sondern wiederum auf der Ebene der Beschreibung von beobachtbaren und subjektiv erlebten Beeinträchtigungen (z. B. Schlafstörungen, Libidoverlust, Veränderung des Appetits usw.). Genau dies unterstreicht die Notwendigkeit genauer Beobachtung und Beschreibung der Problematik auf unterschiedlichen Ebenen.

3.2 Therapieplanung: Individualisierung vs. Standardisierung?

Die Klassifikation bildet lediglich ein grobes Raster für die Planung des therapeutischen Vorgehens. *Und:* Wir behandeln nicht Diagnosen, sondern Personen, die unter ihren Beschwerden/Störungen leiden!

Schon in der Frühzeit der Verhaltenstherapie galt das konkrete Vorgehen im Einzelfall als ganz zentrales Prinzip: In der englischen Tradition der Verhaltenstherapie wurde das durch Hypothesen geleitete Vorgehen am Einzelfall zum definierenden Merkmal (z. B. bei V. Meyer oder M. Shapiro). Im Grunde ist dies auch für die moderne kognitive Verhaltenstherapie trivial, weil wir in der Regel einen einzelnen Patienten (bzw. ein Paar oder eine Kleingruppe als Einheit) vor uns haben und eine Lösung suchen, die für diese Einheit angemessen ist (vgl. Ansatz des Problemlösens, S. 27). Die Notwendigkeit der Individualisierung des therapeutischen Vorgehens wurde auch von einem der Begründer der Verhaltenstherapie, J. D. Wolpe (1986), in einem programmatischen Beitrag betont: „Individualization: The categorical imperative of behavior therapy practice."

Mit der Entwicklung unseres Wissens über die Ätiologie und Aufrechterhaltung psychischer Störungen scheint die Relevanz des am Individuum orientierten Vorgehens in den Hintergrund gerückt zu sein. Studierende und in noch stärkerem Ausmaß Praktiker sind in besonderer Weise an standardisierten Vorgehensweisen bei einzelnen Störungsbildern interessiert. Die Forschung und auch die Publikationspraxis kommen diesem Bedürfnis durch die Veröffentlichung von *Manualen* in besonderer Weise entgegen. Im Grunde wird in diesen Manualen versucht, das Störungswissen zusammenzutragen und die aus der Therapieforschung erwachsenen wirksamen Strategien zu beschreiben.

Es gilt jedoch zu hinterfragen, ob diese Manuale nun tatsächlich mit dem von Wolpe formulierten „Kategorischen Imperativ“ nach einem individualisierten Vorgehen unvereinbar sind?

Die Kontroverse zum individualisierten vs. standardisierten Vorgehen in der Verhaltenstherapie wurde im deutschsprachigen Raum durch eine viel beachtete und ebenso heftig diskutierte Studie von Schulte (1993) ausgelöst. Schulte, selbst *der* prominenteste Vertreter des verhaltensanalytischen Ansatzes, hatte folgendes Vorgehen gewählt: Mittels Annoncen in den regionalen Medien wurden aus mehr als 600 Personen insgesamt 120 Patienten ausgewählt, die nach sorgfältiger Diagnostik einer phobischen Störung zugeordnet werden konnten. Die Patienten wurden zufällig einer von drei Behandlungsbedingungen zugeteilt:

1. einer *individualisierten Behandlung*, bei der auf der Grundlage einer individuellen Verhaltensanalyse ein ebenso individueller Behandlungsplan entwickelt und umgesetzt wurde,
2. einer *standardisierten Behandlung*, bei der den Therapeuten ein für die Behandlung von Phobien entwickeltes Manual vorgegeben wurde; dieses sollte in der Intervention unabhängig von der individuellen Problematik umgesetzt werden,
3. einer *geketteten Behandlung*, bei der die 40 Patienten zufällig eine der Behandlungen erhielten, die für eine der Personen aus der individualisierten Gruppe eigens erstellt worden war.

Die Ergebnisse der Studie waren für die Forschergruppe wohl sehr überraschend und sie gaben Anlass zur angesprochenen Kontroverse über Individualisierung vs. Standardisierung in der Verhaltenstherapie (vgl. Abbildung 29).

Es ist nicht zu bezweifeln, dass die Gruppe, die eine standardisierte Behandlung erhalten hatte, in der Studie am besten abschnitt. Sicher entspricht auch die Gruppe mit der individualisierten Behandlung den Erwartungen, die man an eine entsprechend kompetente Behandlung stellen kann. Auch die gekettete Gruppe hat von der Behandlung deutlich profitiert, obwohl hier gerade *nicht* auf die individuellen Probleme eingegangen worden war.

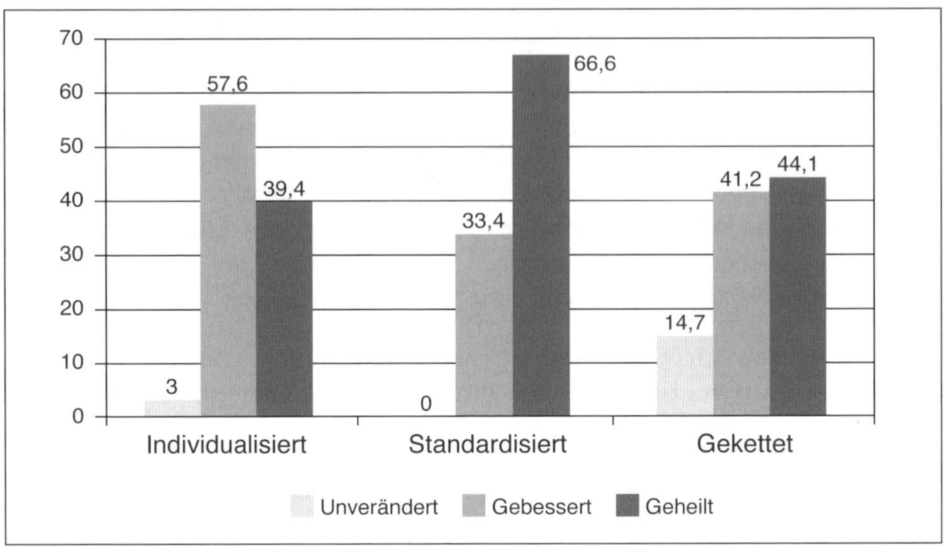

Abbildung 29: Ergebnisse der Studie von Schulte (1993) zur Individualisierung vs. Standardisierung bei der Behandlung von Patienten mit phobischen Störungen

Ist das nun das ultimative Plädoyer für eine standardisierte Behandlung in der modernen Verhaltenstherapie? Gegen die Studie wurde bald eine Reihe von inhaltlichen und methodischen Argumenten ins Treffen geführt. Ohne Anspruch auf Vollständigkeit betrifft dies

- die Art der Rekrutierung über die lokalen Medien, die zu einer spezifischen Auswahl von Personen geführt hat, die auf die Studie aufmerksam wurden;
- die Problematik der Selbstselektion von Betroffenen, die sich als für die Studie geeignet oder behandlungsbedürftig gemeldet haben.
- In der Studie selbst wurden von rund 600 Personen lediglich 120 ausgewählt, die sich mit den Bedingungen der Studie einverstanden erklären mussten.
- Durch die sehr enge Diagnosestellung sind die Standards der Behandlung bereits stark auf die spezifische Problematik und damit individuelle Situation der Patienten bezogen.
- Standardisierung stellt sich in unterschiedlichen Phasen der Therapie als sinnvoll heraus; Zielgruppe in der Studie selbst waren Therapeuten am Beginn ihrer Tätigkeit.
- Unklar ist damit, ob und inwiefern Standardisierung nicht gerade auch für sehr erfahrene Therapeuten hilfreich sein könnte, die im Laufe ihrer Tätigkeit eine Art idiosynkratischen Vorgehens entwickelt haben.

- Das standardisierte Vorgehen ist letztlich vor dem Hintergrund von allgemeinen Wirkfaktoren von Psychotherapie zu sehen, deren Bedeutung mittlerweile unbestritten ist.

Was lernen wir aus der Studie? Standardisiertes Vorgehen und Manuale sind aus der modernen Verhaltenstherapie nicht mehr wegzudenken. Was aber bedeutet die Anwendung von standardisierter Behandlung? Nach unserem heutigen Verständnis ist der *Fortschritt der Standardisierung* darin zu sehen, dass Praktiker auf Verfahren zurückgreifen können, die sich in der Forschung bei ausgewählten Problemstellungen als wirksam herausgestellt haben.

Jedoch muss beachtet werden, dass auch die Umsetzung eines standardisierten Verfahrens, etwa das Ernährungsmanagement bei Bulimia Nervosa, einer *Anpassung an die individuelle Situation der Patientin* bedarf. Die Vermittlung von Strategien geregelten Essens und der Verstärkung für die Einhaltung des Vertrages kann immer nur mit Bezug auf die konkrete Situation der Patientin erfolgen. Somit heißt Standardisierung auch, das Wissen um die Ätiologie der Problematik und das Veränderungswissen für die Situation der Patientin nutzbar zu machen. Klar sollte auch sein, dass es sich bei beiden Wissensspeichern um probabilistisches, nicht um deterministisches Wissen handelt: Wir können *nicht* sicher sein, ob die Anwendung der Standards der Behandlung im konkreten Einzelfall auch zu der beabsichtigten Veränderung führt. So gesehen bedeutet das Vorgehen im Einzelfall immer auch die Prüfung einer Hypothese im Sinne eines relativ rationalen Vorgehens.

Das Plädoyer für störungsspezifisches Vorgehen bedeutet weder eine ausschließliche Orientierung an der Pathologie des Patienten, noch eine Einengung unserer Perspektive auf die gängigen Klassifikationssysteme. Es ist aus heutiger Sicht vollkommen klar, dass für einige gängige Störungsbilder standardisiertes Vorgehen verfügbar ist; es entspricht dem Standard unseres Wissens, diese Strategien in der Versorgung umzusetzen. Entsprechende Bemühungen um die Formulierung von Leitlinien bei verschiedenen Störungen sollten honoriert und genutzt werden (z. B. bei Depression, Agoraphobie und Panikstörung, Zwangsstörungen, Essstörungen, Borderline-Persönlichkeitsstörungen usw.). Betrachtet man die Anzahl der unterschiedlichen Störungsbilder wird rasch klar, dass für die meisten Problemstellungen bisher – und vermutlich für längere Zeit – keine Manuale verfügbar sein werden. Gerade hier ist der Rückgriff auf ätiologisches Wissen, speziell auch in Kombination mit einem *transdiagnostischen Vorgehen* (Fairburn, 2008) relevant. Transdiagnostisches Vorgehen heißt, dass einzelne Diagnosen nicht mehr streng voneinander abgegrenzt werden können und sollen. Für den Bereich der Essstörungen etwa ist es nicht sinnvoll, Personen mit Anorexia Nervosa, Bulimia Nervosa oder einer Binge Eating-Störung jeweils in eine der Kategorien einzuordnen, auch deshalb, weil die Patientinnen selbst im Laufe der Zeit Schwankungen ihrer Problematik zeigen. Darüber hinaus erweisen sich therapeutische Strategien bei unterschiedlichen Störungen als wirksam. Gerade transdiagnostisches Denken sollte uns vor Augen führen, dass sich einzelne Störungsbereiche nicht streng voneinander abgrenzen lassen – und dass dies für eine erfolgreiche Behandlung auch gar nicht sinnvoll ist! Transdiagnostisches Vorgehen meint dann in der Therapie auch, dass sich verschiedene Strategien bei einer Problemstellung auf andere Störungsbereiche übertragen lassen. Fairburn hat dies speziell für die Überlappungen unterschiedlicher Bereiche der Essstörungen sehr eindrucksvoll gezeigt.

Und um einem weiteren Missverständnis vorzubeugen: Standardisiertes Vorgehen steht auch nicht im Gegensatz zur Betrachtung der Problematik unter einer *individuellen Perspektive.* Gerade in der Verhaltenstherapie wird seit jeher die Rolle von *Lernprozessen* für die Entwicklung normalen ebenso wie pathologischen Verhaltens betont. Dieses Verständnis der eigenen Entwicklung steht auch im Zentrum der *biografischen Analyse.* Im Verständnis für diese Entwicklung werden verschiedene Dinge deutlich, nämlich

- die Konflikt-Dynamik in der Primärfamilie oder auch in der gegenwärtigen Partnerschaft und Familienstruktur.
- Die biografische Analyse gibt wichtige Hinweise auf Regeln, Pläne und Strukturen, wie sie in einer vertikalen Verhaltensanalyse erfasst werden können und
- sie verweist auf kognitive Muster, Einstellungen und Schemata, die Teil des Selbstregulationssystems geworden sind und die unser Verhalten steuern.

Das Verständnis für die eigene *Biografie* steht für Betroffene vielfach am Beginn der therapeutischen Intervention. Es entspricht einem ganz zentralen Bedürfnis des Menschen, wie sich bereits in der Antike zeigte (vgl. Abbildung 30), das vom Therapeuten ernst genommen und thematisiert werden sollte.

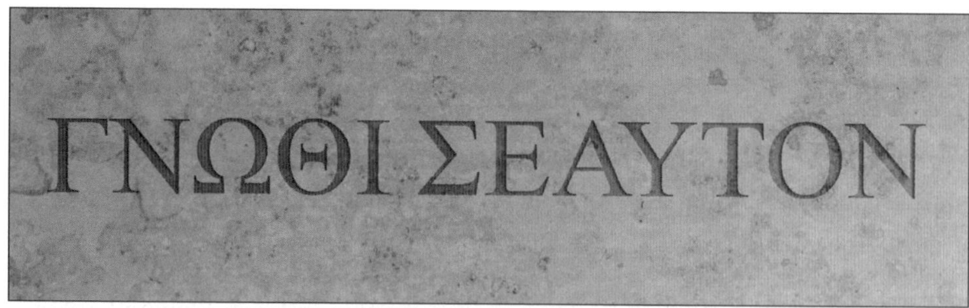

Abbildung 30: Gnothi seauton – Erkenne Dich selbst – Inschrift über dem Eingang zum Apollon-Tempel in Delphi

Die Berücksichtigung des Bedürfnisses nach Selbsterkenntnis ist nicht nur ein ethisches Prinzip, wie dies von Fiedler (1981) bereits vor vielen Jahren als Titel formuliert worden war: „Psychotherapieziel Selbstbehandlung". Wichtige Begleitaspekte der biografischen Perspektive sind darüber hinaus

- Die Erhöhung der Transparenz des therapeutischen Vorgehens und damit die Beteiligung des Patienten am Veränderungsprozess.
- Die Vermittlung von Schwierigkeiten im Verlauf der Veränderung, u. a. im Sinne einer Vorbereitung auf Krisen, mögliche Verschlechterungen und dergleichen.
- Informiertheit des Patienten gewährleistet auch die Bereitschaft zur Mitarbeit zwischen den therapeutischen Sitzungen (mit anderen Worten: Patienten wird damit klar, weshalb bestimmte Übungen wichtig sind).
- Transparenz stellt bereits eine erste kognitive Intervention im Sinne der Reduktion von Angst vor unerwarteten Abläufen dar.
- Schulung und Information erhöhen die Wirksamkeit des gesamten therapeutischen Vorgehens.

Standardisiertes und individualisiertes Vorgehen sind aus heutiger Sicht eben nicht mehr als unvereinbare Gegensätze zu sehen. Differenzielles Vorgehen im Sinne der Anpassung von therapeutischen Strategien an die *individuelle Situation* wird seit rund 50 Jahren für die Psychotherapie ganz allgemein und für die Verhaltenstherapie im Besonderen als wichtig angesehen. Dieses auf die individuelle Situation des Patienten bezogene Vorgehen meint nicht die standardmäßige Übertragung von Forschungsbefunden auf jeden einzelnen Patienten im Sinne eines naiven Empirismus. Gemeint ist vielmehr die Nutzung unterschiedlicher Speicher unseres Wissens im Sinne des bereits genannten relativ rationalen Vorgehens. Diese unterschiedlichen Speicher beinhalten sowohl ätiologisches Wissen, Annahmen über die Aufrechterhaltung, Änderungswissen, aber auch Wissen um die individuelle Situation des Betroffenen und seine soziale, kulturelle und ökologische Einbettung. Die Nutzung der Wissensspeicher und ihre Kombination zum Vorteil der Betroffenen können vermutlich als *psychotherapeutische Kunst* bezeichnet werden – als Kunst im Sinne von Können!

3.3 Informationsverarbeitung

Diagnostik und Verhaltensanalyse sind immer ein Prozess der Verarbeitung von Information. Durch die Grenzen zur Verarbeitung von Informationen sind auch Therapeuten mit dem Problem von Fehlern bei Entscheidungen konfrontiert. Im Folgenden werden einige ausgewählte Quellen von häufigen Fehlern benannt, abschließend wird auf ein paar Heuristiken zur Vermeidung dieser Fehlerquellen verwiesen (vgl. Kanfer et al., 2012).

Häufige Fehler bei der Informationsverarbeitung:

- *Selektive Wahrnehmung:* Wahrnehmung ist kein fotografisches Abbild der Realität, sondern erfolgt immer vor dem Hintergrund eigener Erfahrungen und Schemata. Persönliche Erfahrungen ebenso wie Merkmale der Ausbildung stellen dabei einen spezifischen Filter der Beurteilung dar. Besonders deutlich wird dies u. a. an Merkmalen des Settings und der eigenen beruflichen Erfahrungen, wenn etwa Aspekte kindlicher Erlebnisse als besonders charakteristisch für eine Problematik angesehen werden, z. B. hinsichtlich der Relevanz von kindlichem Missbrauch als ätiologischer Faktor für eine bestimmte psychische Störung.
- *Relevanz konkreter Information:* Konkrete, insbesondere auch selbst erarbeitete Information wird von Personen als besonders eindrucksvoll und wichtig wahrgenommen. Dies hat offenbar auch damit zu tun, dass diese Art von Information besonders mit Emotionen verknüpft ist und damit besonders gut erfasst und gespeichert wird. Dramatische Fälle im Verlaufe der therapeutischen Tätigkeit werden deshalb besonders gut erinnert und für die eigene Praxis auch als durchaus wichtig für künftige Entscheidungen erlebt.
- *Relevanz von Einzelfällen („belief in the law of small numbers"):* Hier wird von einigen eindrucksvollen Fällen auf allgemeine Gesetzmäßigkeiten geschlossen. Therapeuten berichten von zwei bis drei Fällen, bei denen bestimmte Phänomene in charakteristischer Weise auffällig geworden sind und schließen auf eine ganz besondere Regelmäßigkeit, ohne dass dafür hinreichend Evidenz gegeben wäre.
- *Positionseffekte:* Aufgrund der Grenzen der menschlichen Informationsverarbeitung werden Informationen, die als erste dargeboten werden, für die Person besonders wichtig und prägnant – im Kontrast zu einer Information, die möglicherweise ebenso wichtig ist, aber eben erst im späteren Prozess der Aufnahme von Information dargeboten wird. Hier zeigt sich auch, dass Therapeuten sehr rasch Hypothesen über die Problematik eines Patienten bilden und dass diese Vermutungen im späteren Verlauf nur mehr schwer zu korrigieren sind („Wartezimmerdiagnose").
- *Selbst erfüllende Prophezeiungen:* Dabei handelt es sich um den bekannten Effekt, dass unsere Erwartungen ein zukünftiges Ereignis durchaus beeinflussen können. Besonders drastisch wird dies etwa bei der Erwartung, es handle sich um einen „besonders motivierten" bzw. um einen „unmotivierten" Patienten oder um einen „ganz besonders schwierigen Fall": Hier beeinflusst die Voreinstellung durchaus das Verhalten des Therapeuten und das darauffolgende Ergebnis der Therapie.
- *Attributionsfehler:* Wenn Menschen Verhalten erklären sollen, ziehen sie in Bezug auf andere Menschen in erster Linie Merkmale der *Persönlichkeit* heran (z. B. Eigenschaften). Situative Faktoren werden dabei deutlich vernachlässigt (z. B. „Frau B. kommt zu spät zur Therapie, weil sie eine unzuverlässige Person ist."). Gerade diese situativen Faktoren werden aber zur Erklärung eigenen Verhaltens in besonderer Weise herangezogen (z. B. „Ich bin zu spät gekommen, weil ich in einen Stau geraten bin.").

- *Bestätigungsfehler:* Personen verarbeiten neue Information in einer Weise, dass diese mit bisheriger Information kongruent bleibt. Inkompatible Information wird dann nicht als relevant wahrgenommen oder als nicht so bedeutsam eingestuft. Hier handelt es sich um eine Art Zyklus, bei dem ein geschlossenes System gegen neue, nicht passende Information abgeschirmt wird (vgl. Positionseffekte). Hier handelt es sich auch um einen Prozess, in dem eigene Vorurteile kontinuierlich bestätigt werden. Dieser Bestätigungsfehler ist durchaus auch im Bereich der Wissenschaft und Forschung allgemein üblich: Als Forscher nimmt man eher Studien zur Kenntnis, die die eigene Position stärken, während alternative Studien gar nicht zur Kenntnis genommen oder als irrelevant (z. B. „methodische Schwächen") beurteilt werden.
- *Nachher sind wir klüger:* Hier handelt es sich um einen Fehler, bei dem Ereignisse im Nachhinein als vorhersehbar eingestuft werden, obwohl es zunächst keine klaren Hinweise auf das Ereignis gab. So wird zum Beispiel ein Suizid einer Person geradezu als unausweichliche Folge von verschiedenen Ereignissen gesehen – aber eben erst im Nachhinein! Hier haben wir es mit einem Fehler zu tun, bei dem für komplexe Information erst nach dem Ereignis eine konsistente Sichtweise entwickelt wird. Besonders deutlich wird dies am Phänomen nachfolgender Erklärungen bei Kriegsereignissen: Im Nachhinein haben wir alle gewusst, dass es unweigerlich zum Ersten oder zum Zweiten Weltkrieg kommen *musste*!

Es wurde bereits darauf verwiesen, dass es natürlich nicht möglich ist, Fehler in der Verarbeitung von Informationen gänzlich auszuschalten. Manche dieser Fehler sind mit der Tatsache verknüpft, dass wir komplexe Information nicht in hinreichendem Maße aufnehmen und verknüpfen können. Dennoch ist es gerade für die klinische Praxis höchst bedeutsam, einige Heuristiken zu kennen, die verschiedene Quellen von Fehlern reduzieren können. Einige dieser Möglichkeiten werden im Folgenden aufgelistet:

- *Sensibilisieren für Fehler:* Dies erscheint der wichtigste Punkt, nämlich Kliniker darauf hinzuweisen, dass Fehler Bestandteile der menschlichen Informationsverarbeitung sind. Diese erhöhte Wachsamkeit sollte ein generelles Merkmal eigenen therapeutischen Handelns sein.
- *Selbstreflexion des eigenen Handelns:* Hier geht es u. a. darum, durch die Konfrontation mit einer Außenperspektive zu einer alternativen Sichtweise eigener Denk- und Handlungsmuster beizutragen. In besonderer Weise kann dies durch kollegiale *Supervision und Intervision* erfolgen. Gerade die Intervision kann auch bei sehr erfahrenen Kollegen zur Vermeidung von eingefahrenen Mustern beitragen.
- *Schriftliche Dokumentation:* Durch eine schriftliche oder grafische Darstellung eigener Hypothesen (z. B. des hypothetischen Bedingungsmodells in der Ana-

lyse des Verhaltens) lassen sich Annahmen und Vermutungen explizit machen. Hier können auch Fehler und Verzerrungen ausdrücklich erkannt und korrigiert werden. Das Stellen von Anträgen für die Psychotherapie mag von vielen Kollegen als mühsam und aufwendig angesehen werden, die dezidierte Darstellung hilft aber, eigene Vermutungen explizit zu formulieren und gegebenenfalls einer Korrektur auszusetzen.

- *Suche nach Alternativen:* In den obigen Ausführungen wurde darauf verwiesen, dass wir in erster Linie nach bestätigender Information suchen. Gerade hier sollte man versuchen, dieser Haltung dadurch entgegenzuwirken, dass wir auch Alternativen zu unseren eigenen Vermutungen Raum geben. Man kann durchaus versuchen, nach Gegenargumenten für die eigenen Hypothesen zu suchen („advocatus diaboli"), weil damit mögliche Alternativen zu den eigenen Vermutungen deutlich werden können.
- *Komplexität von Systemen:* Gerade weil wir bereits auf der Basis von wenigen Daten oft weitreichende Schlüsse ziehen, sollten wir uns der Komplexität menschlichen Verhaltens und seiner Determinanten bewusst sein. Natürlich ist die Verhaltensanalyse ein kleiner Ausschnitt aus dem langen Leben einer Person, gerade deshalb sollte uns klar sein, dass wir nicht die gesamte Problematik erfasst und analysiert haben, sondern dass es sich zum Zweck der Therapieplanung um einen kleinen Ausschnitt aus einem komplexen System handelt. Gerade aus diesem Grunde wurde für die Analyse des Verhaltens auch immer wieder der Begriff des Systemmodells bemüht.
- *Kontinuierliche Evaluation:* Evaluation auf mehreren Ebenen kann mit dazu beitragen, dass wir Fehler der Urteilsbildung reduzieren. Dies beginnt bei der Evaluation im *Einzelfall* – gerade auch weil es in der Verhaltenstherapie auf die Veränderung in einer konkreten Situation bei einem einzelnen Patienten ankommt. Hier sollten wir uns nicht auf subjektive Eindrücke usw. verlassen, sondern diejenigen Möglichkeiten nutzen, die uns von methodischer Seite zur Verfügung stehen. Auf der anderen Seite bedeutet dies auch die Nutzung von Ergebnissen aus der Therapieforschung, wie sie in den letzten Jahren und Jahrzehnten erfreulicherweise zur Verfügung steht. Dazu gehören die Nutzung von Manualen ebenso wie der Bezug zu Leitlinien in der Behandlung unterschiedlicher Störungen.

Mit dem Hinweis auf verschiedene Heuristiken soll nur eine kleine Hilfestellung für den Umgang mit möglichen Fehlern in der Urteilsbildung geleistet werden. In der kognitiven Psychologie ebenso wie in der Forschung zur Entscheidungstheorie und Urteilsbildung gibt es eine umfangreiche Menge an Befunden zu Fehlern in der menschlichen Entscheidung und zu Möglichkeiten, diese zumindest zu erkennen und gegebenenfalls zu reduzieren. Darauf kann an dieser Stelle nur verwiesen werden.

3.4 Empirie oder: mehrere Wege führen zum Ziel

Die Erstellung einer Verhaltensanalyse gilt seit Jahrzehnten als Voraussetzung für die Planung und Durchführung des therapeutischen Vorgehens. Selbstverständlich ist dabei, dass es sich um einen hypothetischen und rekursiven Prozess handelt: Annahmen über die Ätiologie und Aufrechterhaltung der Problematik erfahren im Verlauf der Intervention gegebenenfalls eine Korrektur, speziell wenn sich neue Informationen ergeben.

Erste Annahmen über die Funktionalität der Problematik entstehen beim Therapeuten in der Regel sehr rasch, im Prinzip können erste *Hypothesen* über die Aufrechterhaltung schon nach wenigen Sitzungen formuliert und festgehalten werden.

In den obigen Ausführungen wurde mehrfach auf das Modell des Problemlösens verwiesen: Die einzelnen Schemata zur Analyse des Verhaltens können als unterschiedliche Strategien zur Gewinnung und Aufbereitung von Informationen angesehen werden. In Deutschland hat sich das von der KV (Kassenärztliche Vereinigung, siehe dazu Faber, Dahm & Kallinke, 2011) entwickelte Schema durchgesetzt. Es basiert auf der Analyse des Verhaltens nach Kanfer und Saslow (1965), wurde aber erweitert und ausdifferenziert. In der Antragstellung dient das Schema als flexibler Rahmen, der dem Therapeuten auch helfen sollte, die vom Patienten beschriebenen Beschwerden als Probleme („targets") auf unterschiedlichen Ebenen zu beschreiben und in Zusammenhang zu auslösenden und aufrechterhaltenden Faktoren zu bringen.

Mittlerweile existieren verschiedene Muster und Schemata, die einer Verhaltensanalyse zugrunde gelegt werden können. Für Studierende ebenso wie für angehende Psychotherapeuten und Praktiker kann dieses Nebeneinander verwirrend sein. Dabei ist es müßig, darüber zu diskutieren, welches der Schemata als „richtig" oder als „besser" anzusehen sei. Schon die *Beschreibung* des Verhaltens auf unterschiedlichen Ebenen folgt einer theoretischen Perspektive: Es gibt keine unumstößlich gültige und richtige Beschreibung des Verhaltens; wir versuchen dies theoretisch sparsam und zurückhaltend zu realisieren (d. h. ohne Spekulationen oder unbewiesene Vermutungen). Klar ist allerdings, dass jede Beschreibung bereits durch die Auswahl einer Perspektive – etwa darüber, was wir unter „Verhalten" verstehen wollen – eine theoretische Annahme über die Verwendung der jeweiligen Begriffe beinhaltet.

Viele Diskussionen sind um die Frage entstanden, ob die Durchführung der Therapie und ihr Ergebnis als *Beleg für die Richtigkeit des hypothetischen Bedingungsmodells* anzusehen sei. In formaler Hinsicht ist die Frage insofern geklärt, als zwischen Verhaltensdiagnose einerseits und Verhaltenstherapie andererseits kein Algorithmus besteht. Mit anderen Worten: Aus der Verhaltensanalyse lässt sich das therapeutische Vorgehen *nicht* formal *ableiten*! Damit kann auch eine erfolgreiche Therapie *nicht* als Beleg für die Richtigkeit der Diagnose gesehen werden.

Sind damit die Durchführung der Verhaltensdiagnostik und die Beschreibung in einem hypothetischen Bedingungsmodell nutzlos? Aus heutiger Sicht kann und muss die Verhaltensanalyse als sehr hilfreicher *heuristischer Rahmen* für die Planung und Durchführung der Therapie angesehen werden – sie steht gewissermaßen zwischen dem Anspruch auf formale Ableitung einerseits und völliger Beliebigkeit der Therapiedurchführung andererseits.

Modelle sind nicht per se richtig oder falsch, sie sind mehr oder weniger hilfreich bei der Planung und Durchführung der Therapie. Daher existieren auch mehrere Vorschläge zur Verhaltensanalyse und Therapieplanung (vgl. Reinecker & Schweiger, 2009). Und aus genau diesem Grunde erweist sich die „Richtigkeit" von Modellen der Analyse des Verhaltens nur durch Hinweis auf deren Brauchbarkeit.

Die Analyse des Verhaltens nach dem SORC-Schema gibt lediglich einen *Rahmen* zur Beschreibung vor, für die Differenzierungen in den einzelnen Ebenen gibt es unterschiedliche Vorschläge. Verhaltenstherapie (und damit auch Verhaltensanalyse) sind als offene Systeme zu betrachten, die für neue Entwicklungen offen sind. Dies gilt für verschiedene Phasen der Entwicklung, egal wie berechtigt die jeweiligen Charakterisierungen sein mögen: von der kognitiven Wende, der emotionalen Wende, der dritten Welle der Verhaltenstherapie usw.

Literatur

Weiterführende Literatur

Bartling, G., Echelmeyer, L. & Engberding, M. (2008). *Problemanalyse im therapeutischen Prozess* (6. Aufl.). Stuttgart: Kohlhammer.

Külz, A. K. (2014). Die Funktionsanalyse in der Verhaltenstherapie. *Verhaltenstherapie, 24,* 211–220.

Müther, M. (2009). *Bericht an den (VT-)Gutachter* (2. Aufl.). Tübingen: dgvt-Verlag.

Reinecker, H. (2005). *Grundlagen der Verhaltenstherapie* (3. Aufl.). Weinheim: Beltz PVU.

Reinecker, H. (2012). Verhaltenstherapie. In W. Senf & M. Broda (Hrsg.), *Praxis der Psychotherapie* (5. Aufl., S. 199–243). Stuttgart: Thieme.

Ubben, B. (2010). *Planungsleitfaden Verhaltenstherapie.* Weinheim: Beltz PVU.

Zitierte Literatur

Bartling, G., Echelmeyer, L., Engberding, M. & Krause, R. (1992). *Problemanalyse im therapeutischen Prozess* (3. Aufl.). Stuttgart: Kohlhammer.

Buchanan, G. M. & Seligman, M. E. P. (1995). *Explanatory style.* New York: Erlbaum.

Caspar, D. (2007). *Beziehungen und Probleme verstehen. Eine Einführung in die psychotherapeutische Plananalyse* (3. Aufl.). Bern: Huber.

Faber, F. R., Dahm, A. & Kallinke, D. (2011). *Faber/Haarstrick. Kommentar Psychotherapie-Richtlinien* (9. Aufl.). München: Urban & Fischer.

Fairburn, C. G. (2008). *Cognitive behavior therapy and eating disorders.* New York: Guilford Press.

Fiedler, P. (1981). (Hrsg.). *Psychotherapieziel Selbstbehandlung.* Weinheim: Edition Psychologie.

Fiedler, P. (1997). Therapieplanung in der modernen Verhaltenstherapie. *Verhaltenstherapie & Verhaltensmedizin, 18,* 7–39.

Fisher, J. E. & O'Donohue, W. T. (Eds.). (2006). *Evidence based psychotherapy.* New York: Springer.

Grawe, K. (1998). *Psychologische Therapie.* Bern: Huber.

Grawe, K. (2004). *Neuropsychotherapie.* Bern: Huber.

Hoyer, J. & Wittchen, H.-U. (2011). Gesprächsführung in der Klinischen Psychologie und Psychotherapie. In H.-U. Wittchen & J. Hoyer (Hrsg.), *Klinische Psychologie und Psychotherapie* (2. Aufl., S. 435–448). Berlin: Springer.

Kanfer, F. H. & Saslow, G. (1965). Behavioral analysis: An alternative to diagnostic classification. *Archives of General Psychiatry, 12,* 529–538. http://doi.org/10.1001/archpsyc.1965.01720360001001

Kanfer, F. H., Reinecker, H. & Schmelzer, D. (2012). *Selbstmanagement-Therapie. Ein Lehrbuch für die klinische Praxis* (5. Aufl.). Berlin: Springer. http://doi.org/10.1007/978-3-642-19366-8

Lang, P. J. (1971). The application of psychophysiological methods to the study of psychotherapy and behavior modification. In A. E. Bergin & S. L. Garfield (Eds.), *Handbook of psychotherapy and behavior change* (pp. 75–125). New York: Wiley.

Margraf, J. (2009). *Kosten und Nutzen der Psychotherapie.* Berlin: Springer. http://doi.org/10.1007/978-3-540-68316-2

Michael, T. & Ehlers, A. (2008). Klassische Konditionierung als Erklärungsprinzip für klinisch bedeutsame Ängste. Ein Update eines modernen Klassikers. *Zeitschrift für Klinische Psychologie und Psychotherapie, 37,* 221–230. http://doi.org/10.1026/1616-3443.37.4.221

Miller, G.A., Galanter, E. & Pribram, K. (1960). *Plans and the structure of behavior.* New York: Holt, Rinehart & Winston. http://doi.org/10.1037/10039-000

Mineka, S. & Zinbarg, R. (2006). A contemporary learning theory perspective on the etiology of anxiety disorders. It's not what you thought it was. *American Psychologist, 61,* 10–26. http://doi.org/10.1037/0003-066X.61.1.10

Mischel, W., Shoda, Y. & Smith, R.E. (2003). *Introduction to personality* (7th ed.). New York: Wiley.

Reinecker, H. (Hrsg.). (2006). *Verhaltenstherapie mit Erwachsenen. 20 Merkblätter für Betroffene und Angehörige.* Göttingen: Hogrefe.

Reinecker, H. & Schweiger, U. (Hrsg.). (2009). *Modelle von Verhaltensanalysen.* Lengerich: Pabst.

Schneider, S. & Margraf, J. (2003). Klassifikatorische Diagnostik, Strukturierte Interviews und Therapieindikation. In H. Reinecker (Hrsg.), *Lehrbuch der Klinischen Psychologie und Psychotherapie* (4. Aufl., S. 39–60). Göttingen: Hogrefe.

Schulte, D. (Hrsg.). (1974). *Diagnostik in der Verhaltenstherapie.* München: Urban & Schwarzenberg.

Schulte, D. (1993). Lohnt sich eine Verhaltensanalyse? *Verhaltenstherapie, 3,* 5–13.

Tuschen-Caffier, B. & van Gemmeren, B. (2009). Problem- und Verhaltensanalyse. In J. Margraf & S. Schneider (Hrsg.), *Lehrbuch der Verhaltenstherapie. Band 1* (3. Aufl., S. 363–375). Berlin: Springer.

Wolpe, J.D. (1986). Individualization: The categorical imperative of behavior therapy practice. *Journal of Behavior Therapy and Experimental Psyhiatry, 17,* 145–153. http://doi.org/10.1016/0005-7916(86)90018-2

Sachregister